W0208134

Le cahier Yoga pour les nuls

Julia Lemétais

Illustrations de Marygribouille

FIRST
ÉDITIONS

Sommaire

INTRODUCTION

Le yoga est une pratique très tendance dont on entend de plus en plus parler. C'est très tentant d'essayer, mais quels sont les principes de cette pratique ? Quels sont les bienfaits du yoga ? Comment le pratiquer et surtout pour quels maux et quelles douleurs le yoga peut-il être efficace ?

Ce cahier de yoga va vous permettre de connaître les principes de la pratique du yoga et ses bienfaits ainsi que toutes les postures à pratiquer en fonction de vos maux et de vos besoins (douleurs lombaires, stress, fatigue...)

QU'EST-CE QUE LE YOGA ?

Avant de pratiquer, il est important de savoir de quoi on parle et pour cela, il est primordial de revenir sur les origines du yoga.

Le yoga est né en Inde vers 2500 avant Jésus-Christ. En sanskrit, la langue indienne, le mot « yoga » signifie « union » ; l'union du corps et de l'esprit, l'union du corps dans son ensemble et l'union du corps et de l'environnement. En effet, à travers des postures, appelées asanas, et de la respiration, appelée pranayama, le yoga permet d'équilibrer, d'harmoniser et de libérer son corps et son esprit afin de se rendre plus disponible pour soi et pour les autres.

Les postures libèrent les tensions musculaires, articulaires et tissulaires et la respiration équilibre les tensions nerveuses et plus profondes.

Le yoga est fondé sur 8 piliers :

- Yama : les principes d'une vie simple et saine ;
- Niyama : les qualités à développer en soi ;
- Asana : les postures ;
- Pranayama : la respiration ;
- Pratyahara : le retrait des sens pour aller vers la méditation. C'est-à-dire prendre conscience des bruits extérieurs pour les intégrer et revenir vers soi tranquillement sans prêter attention à ces bruits environnants ;
- Dharana : la concentration, la pleine conscience ;
- Dyana : la méditation ;
- Samadhi : l'état d'éveil.

TEST – QUELLE PRATIQUE DU YOGA EST FAITE POUR VOUS ?

1. Le yoga, pour vous, c'est quoi ?

★ Une philosophie de vie, une pratique physique et spirituelle. Un tout !
○ Un sport
■ Rester assis sans bouger et se détendre

2. Le yoga, c'est pour qui ? (selon vous)

★ Tout le monde
○ Ceux qui veulent faire du sport
■ Ceux qui aiment rester des heures sans bouger à méditer

3. Pourquoi voulez-vous commencer le yoga ?

★ Parce que j'ai besoin de me retrouver en globalité
○ Parce que c'est à la mode
■ Parce que j'ai besoin de me détendre et de me déstresser sans faire de sport

4. Que pourrait vous apporter le yoga ?

★ Une harmonie générale
○ De la force et de la souplesse
■ Un moment de centrage sur soi

5. Pour vous, le yoga s'associe toujours avec ?

★ Une alimentation équilibrée et des pensées positives
○ Des courbatures
■ De l'écoute de soi

6. Pourquoi le yoga est-il à la mode ?

★ Parce que la vie actuelle est trépidante et qu'à travers des postures on (re)trouve une ouverture vers le calme intérieur et un bien-être général
○ Parce qu'en une seule pratique vous retrouvez tout ce que vous recherchez : renforcement musculaire, souplesse, antistress et bien-être intérieur

- Parce que notre mode de vie est stressant et que l'on a besoin de se recentrer sur soi et de s'offrir une parenthèse de calme et de douceur

Résultats

Vous avez une majorité de ★

Votre pratique du yoga est un tout, un style de vie. Trouver ou retrouver le calme intérieur pour accepter de vivre le moment présent pleinement sans penser ni au passé ni au futur, en prenant soin de soi, des autres et de notre environnement. Cette pratique du yoga est un tout pour l'ensemble de notre organisme.

Vous avez une majorité de ○

Vous pratiquez le yoga comme une activité physique, c'est-à-dire que vous utilisez les postures afin de renforcer vos muscles, assouplir vos articulations, préparer votre corps à un travail musculaire et physique. C'est la manière dont la majeure partie des nouveaux venus au yoga débutent. Par la suite, avec une découverte plus profonde de ce qu'est le yoga, on peut adopter et aimer le yoga comme style de vie.

Vous avez une majorité de ■

Vous pratiquez le yoga comme relaxation. La méditation est une partie de la pratique du yoga. Il n'est pas nécessaire d'être un grand pratiquant de yoga pour pouvoir méditer. Pour en savoir plus sur la méditation, je vous recommande *Le Cahier Méditation PLN* de Céline Tran.

Mais chaque pratique personnelle peut évoluer au cours des semaines, des mois et des années et devenir un style de vie quand au départ ce n'était qu'un sport. C'est tout le côté enrichissant du yoga. Alors c'est parti, à votre tapis !

Les précautions

Avant de pratiquer le yoga, il y a quelques précautions à prendre.

Il est préférable de ne pas avoir mangé dans l'heure ou même les deux heures avant votre pratique au risque de vous sentir mal et au bord du malaise. Les postures de yoga massent la zone abdominale, viscérale et peuvent donc faire remonter le bol alimentaire et provoquer des nausées.

Si vous ressentez une difficulté à réaliser une posture, revenez à une posture de base en la perfectionnant et vous pourrez ainsi plus facilement passer dans la posture « supérieure ». Acceptez de ne pas réaliser cette posture le temps de vous assouplir et/ou de renforcer vos muscles et vous y reviendrez plus tard. L'acceptation en yoga est très importante ! Ce n'est pas grave de ne pas réussir une posture dès la première exécution. Entraînez-vous sur cette posture ou sur d'autres postures qui vous permettront une fois que vous les maîtriserez parfaitement de pouvoir passer à celle qui vous cause des difficultés. L'entêtement trop poussé ne mène pas forcément à une bonne posture.

Lisez attentivement les contre-indications éventuelles spécifiques à certaines postures.

Si vous avez des douleurs de dos, de cou ou autre depuis longtemps, demandez l'avis à votre médecin ou à votre masseur-kinésithérapeute (si vous êtes en soins) pour savoir si vous pouvez pratiquer sans soucis.

POURQUOI PRATIQUER LE YOGA ?

Le yoga a des vertus globales et générales sur l'ensemble du corps et de l'organisme. Les postures et la respiration ont un rôle profond sur notre corps qui permet de soulager des douleurs physiques et mentales. Je vous laisse le découvrir dans ce livre.

Qui peut pratiquer le yoga ?

Que vous soyez un homme ou une femme, enceinte ou non, n'ayant jamais pratiqué d'activité physique ou au contraire sportif de haut niveau, que vous soyez un enfant ou un adulte de plus de 70 ans, vous pouvez pratiquer le yoga ! Il vous faudra juste adapter certaines postures comme vous le verrez plus loin dans la pratique.

Les bienfaits du yoga

La pratique du yoga vous permettra de prendre du temps pour vous et c'est bien cela son premier bienfait, la détente. Vous allez pouvoir détendre votre corps et votre esprit par la concentration demandée par la pratique du yoga ainsi que par la relaxation de fin de séance.

Vous renforcerez également vos muscles en force et en endurance en tenant les postures plus longtemps.

Vous assouplirez vos articulations par les ouvertures des postures et les étirements musculaires globaux ou précis des postures.

Quels équipements avoir ?

Pour pratiquer le yoga il vous faut simplement un tapis de yoga, que vous pouvez facilement trouver chez Decathlon ou Nature et Découverte par exemple, des vêtements souples et plutôt près du corps pour bien voir le positionnement de votre corps et ne pas être gêné par les pantalons amples dans certaines postures.

Vous pouvez également vous munir d'une petite couverture, de deux briques et d'une sangle qui pourront vous être utiles pour vous aider à vous placer dans une posture si vous avez des limitations musculaires et articulaires ou des difficultés à maintenir votre équilibre. Vous en trouverez sur www.chin-mudra.com

COMMENT PRATIQUER ?

Quand pratiquer, combien de temps et à quelle fréquence ?

Vous pouvez pratiquer le yoga à n'importe quel moment de la journée mais à distance des repas pour ne pas surcharger votre organisme en digestion. Le matin, vous allez aider votre organisme à se réveiller, en journée vous pourrez adapter les postures selon vos besoins et le soir, vous pourrez pratiquer pour vous aider à trouver le sommeil, vous détendre après une longue journée...

La pratique peut varier de 10 minutes à 1 heure 30 environ en fonction de vos envies, des besoins que vous ressentez dans votre corps et du temps que vous avez devant vous. Le plus important étant de prendre plaisir à pratiquer le yoga et de vous faire du bien.

La fréquence de pratique du yoga dépend du temps que vous pouvez vous accorder et de votre fatigue physique et mentale. Vous pouvez pratiquer tous les jours sans contre-indication, mais si vous vous sentez trop fatigués, épuisés et que vous n'arrivez pas à vous centrer sur vous, il est préférable d'arrêter la pratique et d'y revenir quand vous y serez disposé. Forcer sur votre pratique de yoga pour dire que l'on a pratiqué n'est pas yoga ! Et ce n'est pas bon pour votre corps et votre esprit. Vous devez vraiment accepter d'écouter votre corps et accepter que certains jours, vous n'êtes pas prêt à pratiquer. Vous deviendrez alors un véritable yogi !

Je vous conseille de pratiquer dans une pièce où vous ne serez pas dérangé, à température ambiante, sans téléphone ni stimulation sonore ou visuelle pour vous aider à vous concentrer sur vous-même et sur votre pratique.

La respiration

Dans la pratique du yoga, la respiration est très importante, même primordiale.

Si vous observez votre respiration, vous remarquerez que vous inspirez, puis vous réalisez une petite apnée inspiratoire pour ensuite expirer et réaliser à nouveau une apnée, expiratoire cette fois. Ces mécanismes sont naturels et nous allons les garder dans notre pratique.

Si vous observez plus précisément, vous remarquerez peut-être que votre temps d'inspiration est souvent plus court que votre temps d'expiration.

En yoga, le temps inspiratoire doit être égal au temps expiratoire. En effet, l'inspiration représente l'énergie alors que l'expiration représente la détente. Afin d'être équilibré dans son corps et son esprit il est donc important que ces deux temps respiratoires soient identiques. La respiration doit être également fluide.

Pour arriver à cela, vous pouvez compter mentalement sur chaque inspiration et expiration. Essayez ensuite progressivement d'équilibrer les deux temps de la respiration.

La respiration doit être profonde, lente, silencieuse et aisée.

Si vous avez des difficultés à équilibrer votre respiration, pas de panique ! Prenez le temps de le travailler en pratiquant et vous verrez que vous finirez par y arriver.

Une fois cette respiration maîtrisée, nous pouvons passer aux bandhas.

Mais que sont les bandhas ?

Les bandhas sont des « points forts » dans la pratique du yoga. Dans cette pratique, nous en utiliserons deux.

Le premier bandha est Mula Bandha. C'est le périnée. Le périnée est le muscle du plancher pelvien, c'est-à-dire qu'il est le muscle qui est en bas de votre petit bassin et qui soutient vos organes. Messieurs, vous aussi vous possédez un périnée ! Pour engager sa contraction, il vous faut faire comme si vous vouliez retenir une envie d'uriner ET un gaz. On entend souvent que la première partie, retenir une envie d'uriner, or la partie postérieure du périnée est plus forte et plus endurante que la partie antérieure. Si vous n'engagez que l'avant du périnée, donc en retenant une envie d'uriner, vous ne tiendrez pas la contraction sur les exercices difficiles et qui demandent une force musculaire importante.

En pratique, vous commencerez à engager Mula Bandha sur une inspiration et vous devrez le maintenir tout au long d'un exercice. Quand vous ressentirez bien cet engagement, contraction du périnée, vous devrez le tenir tout au long de votre pratique. Utilisez les temps inspiratoires pour reprendre plus intensément la contraction périnéale si vous sentez qu'elle se relâche progressivement au cours des postures.

Le second bandha est Uddiyana Bandha qui correspond au centre, au ventre. Il s'engage par la contraction du muscle transverse. Ce muscle est LE muscle le plus important de la sangle abdominale. Pour l'engager, vous devez aspirer le nombril vers la colonne vertébrale sans basculer votre bassin ni verrouiller vos fessiers. Ce dernier doit rester libre de tension et de mouvement. En engageant le ventre, vous sentirez (les premiers temps, cela peut être très infime) un allongement de votre colonne vertébrale. C'est tout à fait normal et c'est même le but recherché. Le transverse va permettre de protéger votre dos en le solidifiant. Si vous avez des douleurs lombaires, vous devez impérativement vérifier que vous avez engagé Mula Bandha avant toute posture.

En revanche, il faut faire attention à ne pas chercher à « durcir » son ventre en le contractant, car dans ce cas, vous allez pousser sur votre ventre et votre périnée. C'est tout l'inverse de ce qu'on recherche normalement.

Pour vous aider dans le placement du bassin, cherchez à tirer votre sacrum et votre coccyx vers les talons.

ON COMMENCE PAR L'ÉCHAUFFEMENT !

Une pratique de yoga débute par un travail de respiration afin de souffler puis de se recentrer sur soi et enfin de s'isoler par rapport à tout ce qui nous tracasse ou perturbe (travail, vie personnelle, bruits environnants...).

Je vous propose deux échauffements, un allongé et un debout. Vous pourrez ainsi les adapter en fonction du type de postures que vous allez effectuer pour commencer votre pratique.

Échauffement allongé

Allongez-vous sur le dos dans la posture du cadavre (Savasana), respirez tranquillement et étirez-vous par les bras et les jambes. Ramenez les bras le long du corps, paumes de main vers le plafond et respirez tranquillement.

Progressivement, allongez votre inspiration puis votre expiration afin d'avoir les deux temps respiratoires égaux, longs, lents et fluides. Cela peut prendre quelques minutes.

Vous êtes maintenant prêt pour échauffer vos muscles.

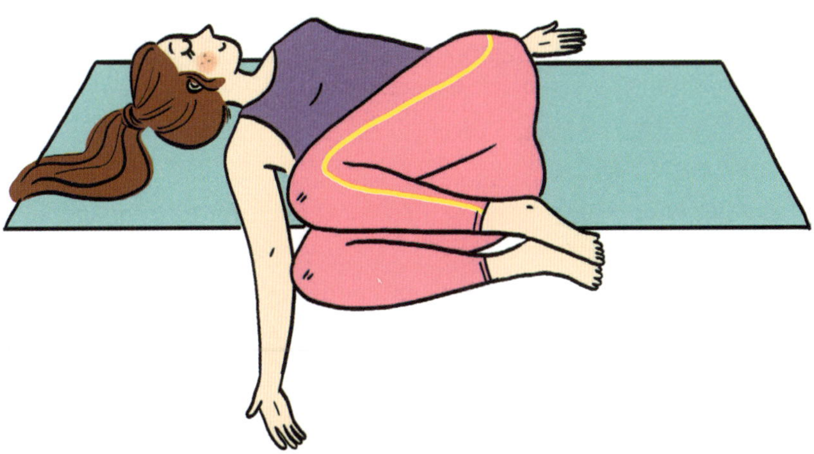

Vous engagerez vos bandhas l'un après l'autre. À l'inspiration, engagez Mula Bandha, votre périnée, en voulant retenir un gaz et une envie d'uriner, puis engagez Uddiyana Bandha, votre transverse, en aspirant votre nombril vers la colonne vertébrale sur une expiration.

Une fois bien installé dans ces bandhas, pliez les jambes en gardant les pieds au sol et réalisez des torsions pour échauffer votre colonne vertébrale, vos hanches et vos épaules. Emmenez les deux genoux vers la droite et la tête vers la gauche sur une inspiration puis ramenez au milieu sur une expiration. Vous alternerez avec les deux genoux vers la gauche et la tête vers la droite sur l'inspiration suivante. Répétez 5 fois de chaque côté.

Puis faites de même mais avec les pieds décollés du sol et les genoux vers la poitrine. Veillez à garder le sacrum (os tout en bas de la colonne vertébrale) au sol. Vous allez ainsi réveiller vos abdominaux, les muscles de la taille et des bras tranquillement. Répétez cinq fois de chaque côté également.

Poursuivez cet exercice avec les jambes tendues. Si vous n'arrivez pas à tendre les deux jambes, étirez-les vers le plafond tout en gardant les genoux légèrement fléchis. Répétez 5 fois de chaque côté.

Vous pouvez ensuite commencer votre pratique.

Échauffement debout

Installez-vous debout, dans la posture de la montagne (Tadasana). Fermez les yeux et concentrez-vous sur votre respiration. Allongez les inspirations puis les expirations sans créer de tensions dans votre corps.

Progressivement, étirez votre colonne vertébrale en poussant les pieds dans le sol et en étirant la tête vers le plafond. Étirez vos mains vers le sol en amenant vos omoplates vers l'arrière et vers le bas du dos. Cherchez l'allongement dans tout votre corps.

Faites abstraction des bruits qui vous entourent et concentrez-vous uniquement sur votre respiration et vos sensations physiques et mentales.

Une fois centré sur vous, engagez votre périnée sur une inspiration puis votre ventre par le transverse, sur une expiration.

Maintenez ces deux bandhas bien engagés tout au long de votre pratique.

Étirez vos deux bras vers le plafond et penchez-vous en avant en gardant le dos bien droit et étiré, sans pousser vos fesses vers l'arrière. Votre appui est sur le milieu ou l'avant des pieds mais pas sur vos talons.

Si vous ne posez pas les mains au sol, placez des briques devant vous et posez vos mains sur les briques. Vous pouvez placer les briques dans différentes hauteurs, de la plus petite à la plus grande. Adaptez-la en fonction de vos possibilités. Le plus important est de ne pas enrouler votre dos !

Respirez sur 5 cycles respiratoires en cherchant à allonger vos jambes en contractant le devant des cuisses. Pour cela, remontez les rotules vers le haut des cuisses. Étirez l'arrière de vos genoux au maximum, poussez les talons dans le sol et les fesses vers le plafond.

Sur une inspiration, redressez-vous, le dos bien droit et les mains vers le plafond. Sur une expiration, redescendez vos bras le long du corps.

Répétez 3 fois.

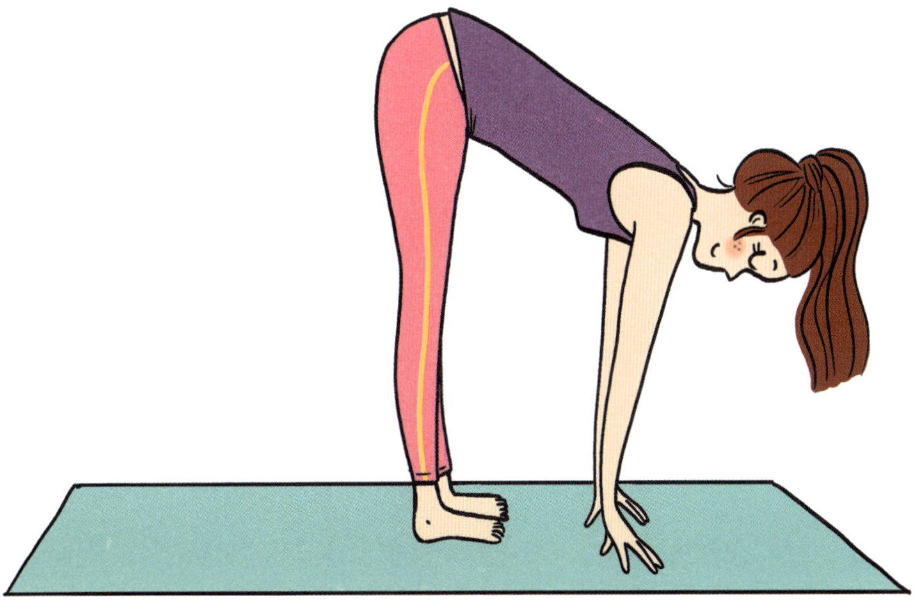

Une fois que vous aurez réveillé l'ensemble de votre organisme, de vos muscles et de vos articulations, vous pourrez pratiquer les postures qui correspondent à vos besoins.

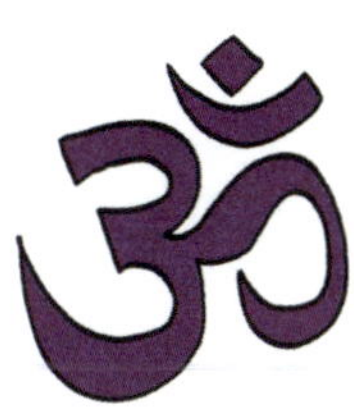

Partie 1

Le yoga pour s'assouplir

Comme je vous le disais plus tôt dans le livre, le yoga permet d'assouplir ses muscles et ses articulations. Il existe des postures spécifiques pour ce besoin et nous allons les voir ensemble dans ce chapitre. L'objectif étant d'assouplir chaque muscle et chaque articulation de l'organisme.

POSTURE DE LA FENTE BASSE (ANJANEYASANA)

1. Placez le pied droit en avant, entre vos mains, et le pied gauche loin derrière, pieds écartés de la largeur du bassin.
2. Laissez le bassin descendre vers le sol pour ouvrir le devant de la hanche gauche.
3. Engagez le périnée et le ventre.
4. Sur l'inspiration, étirez votre dos et décollez votre ventre de votre cuisse droite. Levez les bras, mains jointes, vers le ciel et regardez en direction de vos mains.
5. Maintenez la posture 30 secondes à 1 minute en respirant tranquillement.
6. Sur l'expiration, redescendez les bras et le buste puis changez vos jambes pour rentrer dans la posture avec la jambe gauche en avant sur l'inspiration.

Veillez à garder le ventre bien engagé afin de ne pas creuser votre bas du dos. Conservez les fessiers relâchés pour ne pas verrouiller votre bassin.

Cherchez l'allongement de la colonne vertébrale, du sacrum au dessus de la tête, pour ne pas casser votre bas du dos ni votre nuque au risque de vous créer des tensions inutiles. Faites glisser vos omoplates et la cage thoracique comme si vous vouliez les emmener vers vos aisselles.

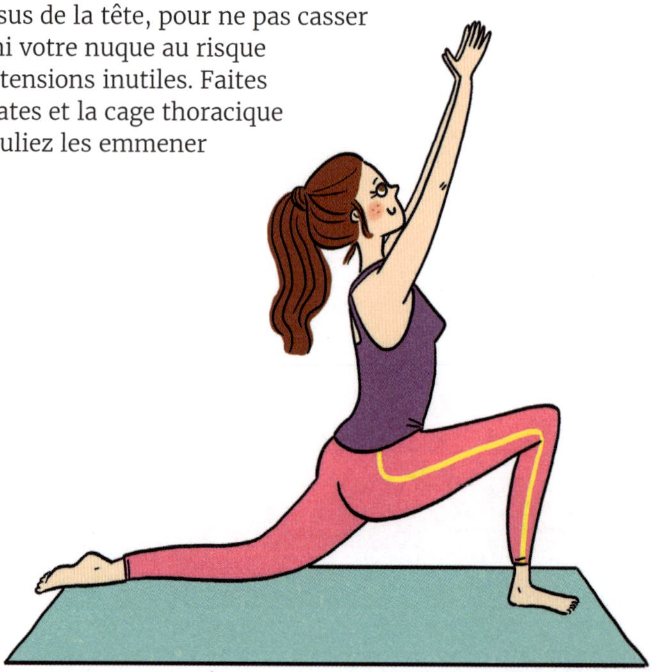

POSTURE DU PIGEON (KAPOTANASANA)

1. Placez-vous à quatre pattes et allongez la jambe gauche en arrière, asseyez-vous sur votre fesse droite, genou droit devant vous, entre vos mains, pied droit vers la hanche gauche.
2. Vérifiez que votre jambe gauche est allongée dans l'axe de votre hanche gauche.
3. Engagez votre périnée et votre ventre.
4. En appui sur vos mains, placez-vous en équilibre au-dessus de vos deux hanches.
5. Repoussez vos mains dans le sol pour vous étirer vers le ciel et décollez votre ventre de la cuisse droite.
6. Maintenez la posture entre 30 secondes et 1 minute en respirant profondément.
7. Si vous pouvez, allongez-vous en avant sur votre jambe droite en étirant les bras loin devant vous. Si ce n'est pas possible, mettez-vous en appui sur vos coudes et vos avant-bras en gardant la tête dans l'axe de la colonne vertébrale. Maintenez cette posture entre 30 secondes et 1 minute.
8. Ramenez les mains sous vos épaules et redressez-vous progressivement.
9. Soulevez-vous doucement en allongeant la jambe droite et faites de même à gauche.

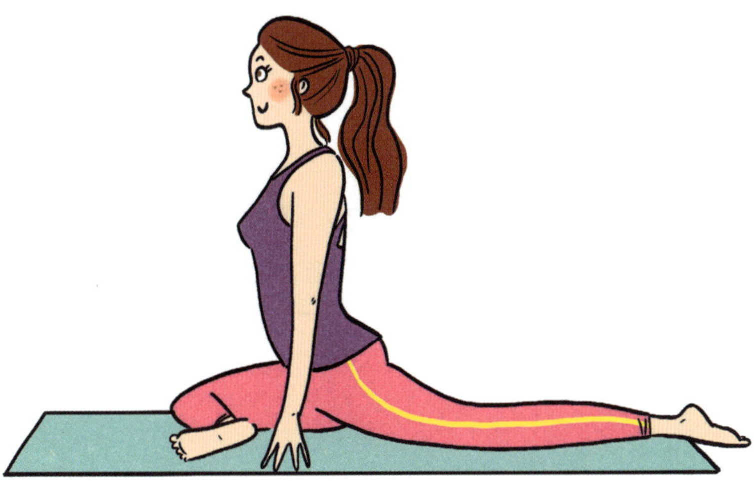

POSTURE DE LA TÊTE DE VACHE (GOMUKHASANA)

1. Placez-vous à quatre pattes puis, à l'inspiration, croisez la jambe droite devant la jambe gauche en plaçant bien votre genou gauche dans le genou droit. Écartez vos pieds et à l'expiration, venez vous asseoir entre vos deux pieds. Veillez à garder la colonne vertébrale étirée et le même poids sur vos deux fesses, bien au sol.
2. Placez votre main gauche entre les omoplates en passant par le dessus de la tête à l'inspiration puis passez votre main droite dans le dos pour attraper votre main gauche à l'expiration. Si vous n'arrivez pas à attraper vos deux mains, prenez une sangle entre vos mains pour vous aider.
3. Maintenez la posture de 30 secondes à 1 minute.
4. À l'expiration, décroisez les bras et à l'inspiration, repassez à quatre pattes puis décroisez les jambes à l'expiration. Si vous n'arrivez pas à passer à quatre pattes de la position tête de vache, levez le genou droit pour décroiser la jambe puis allongez vos deux jambes et repassez à quatre pattes.
5. Sur la prochaine inspiration, rentrez dans la posture de l'autre côté.

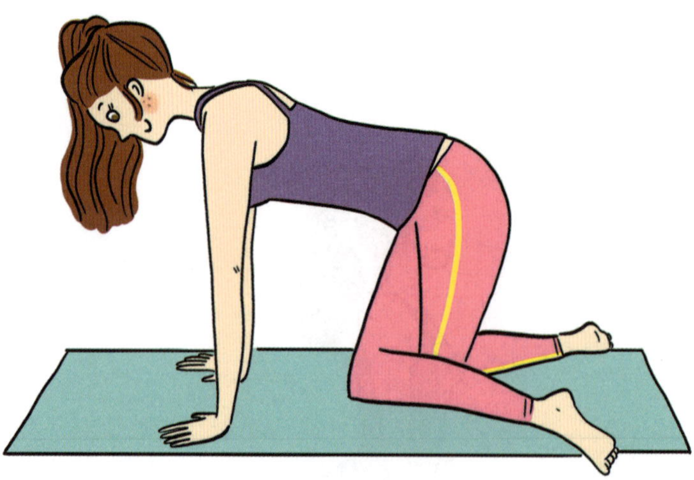

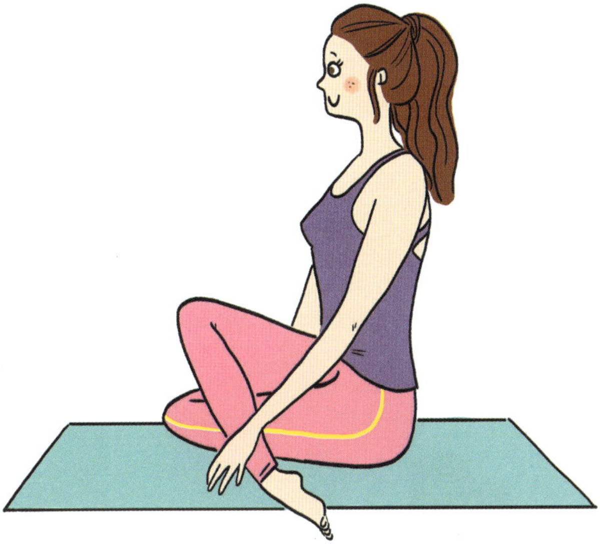

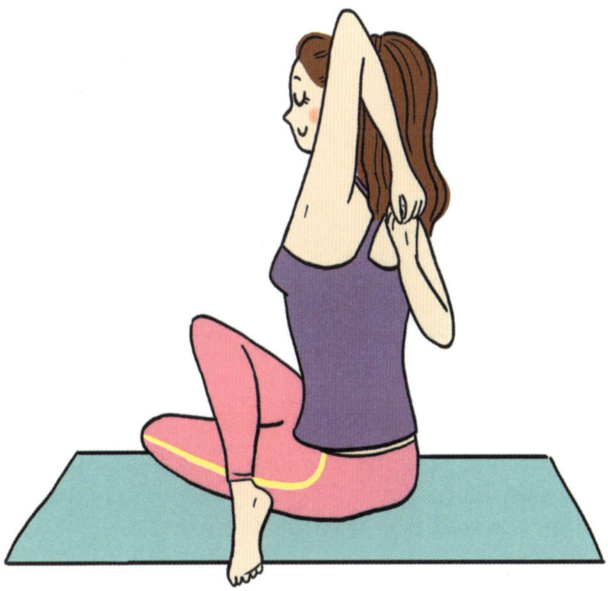

Il est possible que vous ne ressentiez pas le même étirement ou la même facilité d'exécution dans cette posture des deux côtés. Cela est tout à fait normal, car nous avons souvent un côté plus souple que l'autre et nous avons plus de facilité d'exécution d'un côté par rapport à l'autre. Acceptez cette différence et prenez le temps de progresser doucement sans forcer du côté plus délicat. Vous verrez qu'au bout d'un moment, vous aurez autant de facilité des deux côtés. Si vous forcez trop vite, trop fort, vous risquez de vous faire mal au niveau des muscles et des articulations.

POSTURE DE L'ANGLE LIÉ (BADDHA KONASANA)

1. Assis sur vos deux os des fesses, les ischions, ramenez les genoux vers vous puis laissez-les s'écarter de chaque côté afin de placer vos plantes de pied face à face.
2. Maintenez la posture de 1 à 5 minutes. Laissez les genoux descendre progressivement vers le sol sans forcer avec vos mains, mais plutôt en étirant le dos. Si vous êtes à l'aise, vous pouvez vous pencher en avant avec les bras tendus devant vous, toujours en cherchant l'allongement de la colonne vertébrale.
3. Sur l'expiration, redressez-vous et ramenez les genoux au milieu puis allongez les jambes.

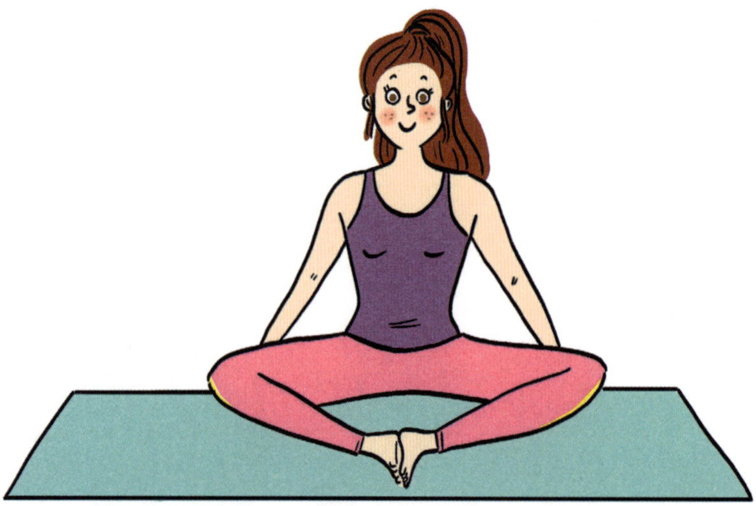

Quand on manque de souplesse dans le bas du dos, il est parfois difficile de se redresser au maximum. Dans ce cas, placez une brique ou un coussin sous vos fesses pour soulager le bas de votre dos.

Si vous avez de fortes douleurs aux genoux, ne réalisez pas cette posture de flexion maximale des genoux ou placez des coussins ou briques sous les genoux pour les soutenir.

FLEXION AVANT JAMBES OUVERTES (UPAVISTHA KONASANA)

1. Assis sur vos ischions, jambes tendues, écartez-les pour former un angle d'environ 90°.
2. À l'inspiration, étirez la colonne vertébrale et levez les bras tendus au plafond.
3. À l'expiration, penchez-vous en avant pour venir poser vos mains au sol sans enrouler votre dos. Pour aller plus loin dans l'étirement, marchez progressivement avec vos mains vers l'avant.
4. Maintenez la posture de 1 à 3 minutes. Puis à l'inspiration, redressez-vous et resserrez les jambes à l'expiration.

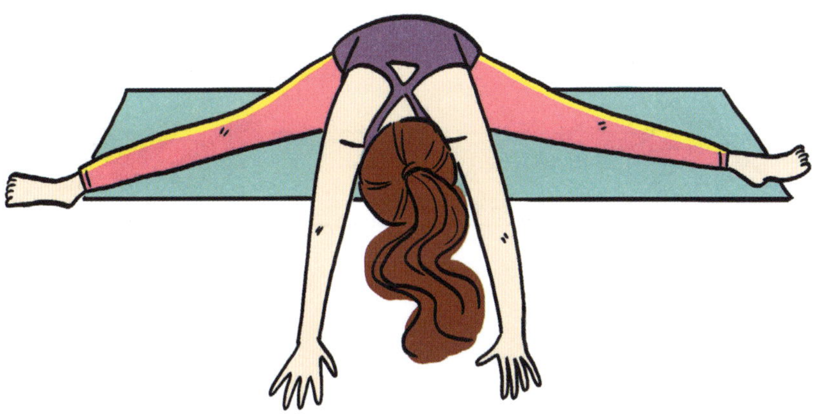

Cherchez l'allongement maximal de votre colonne vertébrale plutôt que de venir poser votre tête au sol.

Si vous n'arrivez pas à maintenir le dos étiré quand vous vous penchez en avant, placez vos mains derrière vous et poussez sur le bout de vos doigts pour vous aider à vous redresser. Progressivement, vous pourrez vous pencher en avant.

Veillez à garder vos omoplates engagées vers le bas du dos pour ne pas enrouler le haut du dos.

POSTURE DU CHIEN TÊTE EN BAS (ADHO MUKHA SVANASANA)

1. Placez-vous à quatre pattes. Sur une inspiration, étirez votre dos et engagez le périnée et le ventre.
2. Sur l'expiration, poussez vos ischions (os des fesses) vers le plafond. Étirez au maximum votre dos en poussant les mains dans le sol tout en gardant les omoplates engagées vers le bas de votre dos. Allongez progressivement vos jambes en contractant le devant de vos cuisses et en étirant au maximum l'arrière de vos genoux. Regardez entre vos pieds. Descendez les talons dans le sol.
3. Maintenez la posture 30 secondes à 1 minute.

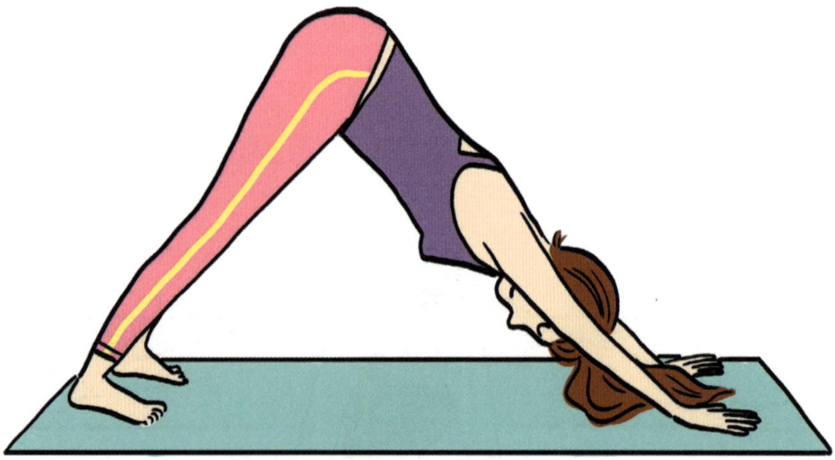

Veillez à conserver l'écartement des pieds de la largeur du bassin et les bords extérieurs de ceux-ci parallèles entre eux. Pour augmenter l'étirement, essayez d'écarter vos ischions l'un de l'autre.

POSTURE DU TRIANGLE (UTTHITA TRIKONASANA)

1. En position debout, sur l'inspiration, écartez les deux jambes de 1,20 m. Ouvrez le pied droit vers l'avant et rentrez légèrement la pointe de pied gauche.
2. Sur l'expiration, levez vos bras sur les côtés.
3. Sur l'inspiration, étirez votre colonne vers la droite, par le bras droit, au maximum afin de dégager votre taille.
4. À l'expiration, descendez la main droite vers le sol et prenez appui sur votre cuisse, votre tibia ou votre pied en fonction de votre souplesse. Levez le bras gauche vers le ciel et tournez votre regard vers l'intérieur de votre main gauche. Poussez votre main droite dans la jambe droite pour vous aider à tourner vers le plafond et étirez votre colonne vertébrale du sacrum au dessus de la tête.
5. Maintenez la posture 30 secondes à 1 minute.
6. À la fin de la dernière expiration, regardez le sol.
7. Redressez-vous sur l'inspiration par la force de la hanche gauche.
8. Sur l'expiration, tournez vos pieds vers la gauche en gardant les bras écartés.
9. À l'inspiration, entrez dans la posture à gauche.

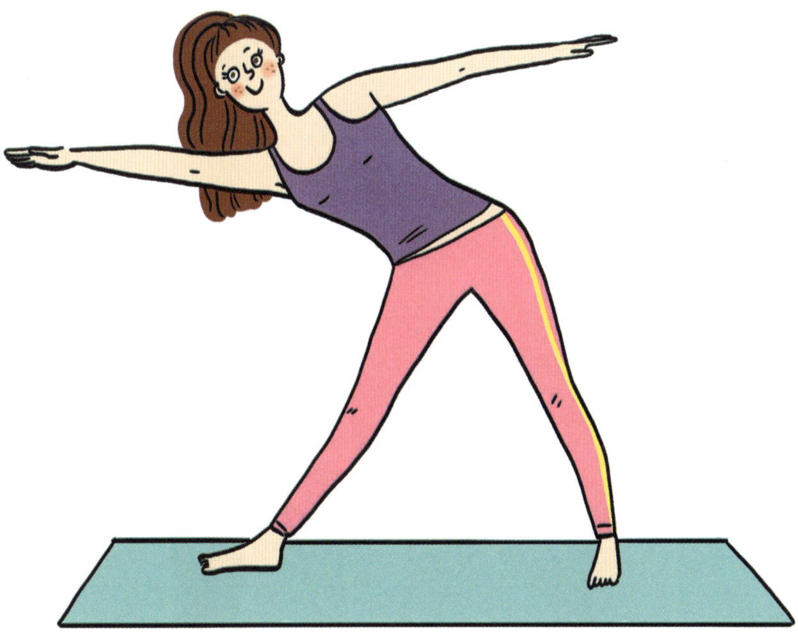

Veillez à maintenir l'allongement de la colonne cervicale dans les rotations de tête ainsi que les omoplates engagées vers le bas de votre dos. Gardez la tête alignée avec votre sacrum.

POSTURE DU TRIANGLE VRILLÉ (PARIVRTTA TRIKONASANA)

1. Placez-vous debout. Sur une inspiration, écartez les pieds d'environ 1,20 m, les bras parallèles au sol, paumes de main vers le bas. Tournez le pied droit vers la droite et rentrez la pointe de pied gauche vers l'intérieur. Vos pieds sont écartés de la largeur du bassin.
2. Sur l'expiration, placez votre bassin et vos épaules dans la direction de votre pied droit. Poussez votre fesse droite vers l'arrière et la hanche gauche vers l'avant. Tendez vos deux jambes au maximum en contractant l'avant de vos cuisses et en étirant l'arrière de vos genoux.
3. Sur l'inspiration, étirez le bras gauche vers le plafond
4. À l'expiration, penchez-vous en avant en étirant votre bras gauche vers l'avant et venez le placer à l'extérieur du pied droit.
5. Prenez appui sur le sol avec votre main gauche et allongez le bras droit vers le plafond en gardant vos deux omoplates engagées vers le bas de votre dos. Tournez la tête et regardez l'intérieur de votre main droite. Veillez à bien garder votre bassin à l'horizontale.
6. Si vous n'arrivez pas à poser votre main au sol, placez-la sur une brique.
7. Maintenez la posture de 30 secondes à 1 minute. À l'expiration, regardez le sol puis à l'inspiration, revenez sur le côté droit par la force du bras gauche. Pivotez ensuite les pieds vers la gauche pour rentrer dans la posture à gauche.
8. Pour sortir de la posture une fois réalisée à gauche, revenez à l'inspiration par le côté droit puis à l'expiration, debout pieds serrés.

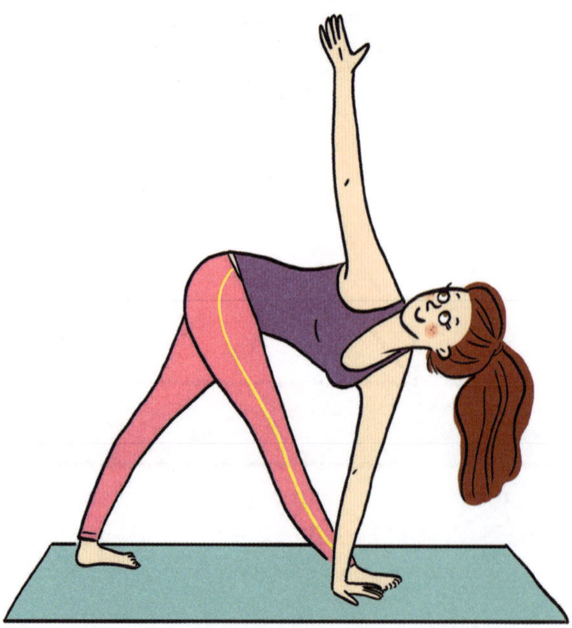

FLEXION AVANT JAMBES ÉCARTÉES (PRASARITA PADOTTANASANA)

1. Debout, écartez les pieds de 1 mètre, les bras tendus sur le côté et les paumes de main vers le sol. Tournez vos paumes de main vers le plafond et montez vos bras tendus vers le ciel en étirant les mains au maximum vers le haut.
2. Sur l'inspiration, étirez la colonne vertébrale vers le ciel et légèrement vers l'arrière puis, sur l'expiration, penchez-vous en avant. Placez vos mains à plat au sol écartées de la largeur des épaules, devant vous, dos bien étiré. Puis progressivement étirez votre tête vers le sol et placez le talon des mains sur la ligne des talons des pieds.
3. Si vous n'arrivez pas à poser vos mains au sol en gardant les jambes tendues, posez vos mains sur des briques en gardant le dos bien étiré et restez dans cette posture.
4. Maintenez la posture entre 30 secondes et 1 minute
5. Sur une inspiration, redressez-vous par les bras en premier puis par le dos en étirant toujours la colonne vertébrale au maximum.

Veillez à garder le dos le plus étiré possible sans vous enrouler au niveau du bassin ou des épaules et haut du dos. Gardez les omoplates engagées vers le bas du dos.

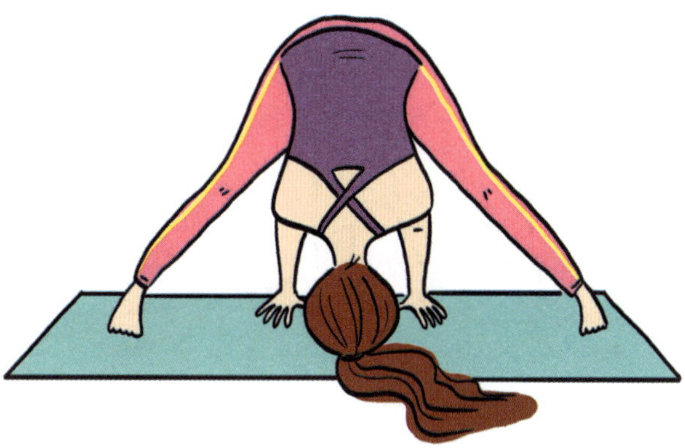

POSTURE EN TORSION ASSISE (MARICHYASANA)

1. Assis sur vos ischions, le dos étiré, les épaules basses et la poitrine ouverte. Si vous n'arrivez pas à maintenir votre dos étiré au niveau des lombaires (bas du dos), placez-vous sur une couverture pliée ou une brique.
2. Ramenez le talon droit près de votre fesse droite en pliant le genou sur l'inspiration
3. Prenez appui sur la main droite située en arrière de votre fesse droite et sur l'expiration, étirez le bras gauche vers le ciel et allez chercher le plus loin possible vers la droite en plaçant le genou droit à l'extérieur de l'épaule gauche.
4. Sur les expirations, essayez d'aller plus loin dans la torsion et regardez vers la droite et l'arrière. Maintenez la posture 30 secondes à 1 minute.
5. Sur une expiration, ramenez la tête vers l'avant et sur une inspiration, revenez doucement de face en allongeant la jambe droite.
6. Faites de même à gauche.

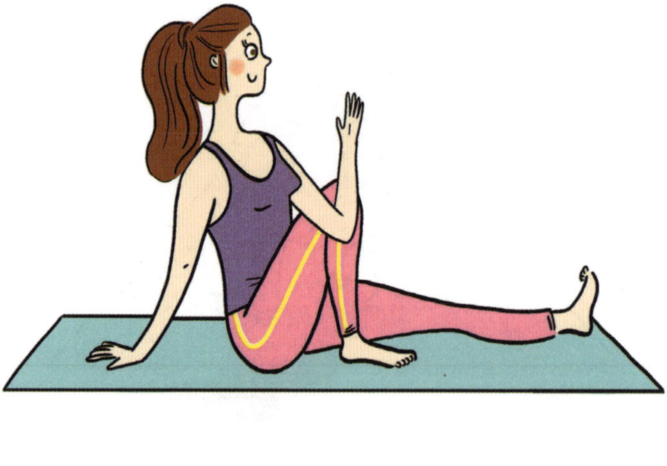

Veillez à ne pas enrouler votre bas du dos et à ne pas vous pencher en arrière. La main qui est en arrière est là pour vous aider à aller plus loin dans la torsion mais pas pour vous appuyer dessus afin de maintenir le dos droit.

POSTURE DU DANSEUR COSMIQUE (NATARAJASANA)

1. Placez-vous debout. Pliez le genou droit, talon vers la fesse et attrapez la cheville ou le dessus du pied droit avec la main droite sur l'inspiration.
2. À l'expiration, « allongez » vers le haut votre jambe droite en poussant le pied dans la main sans le lâcher et allongez le bras gauche en avant. Fermez le pouce avec le majeur pour former un cercle et tendez les trois autres doigts de la main gauche. Regardez dans l'axe de votre main gauche.
3. Maintenez la posture 30 secondes à 1 minute puis, à l'expiration, revenez en posture debout puis rentrez dans la posture à gauche à la prochaine inspiration.

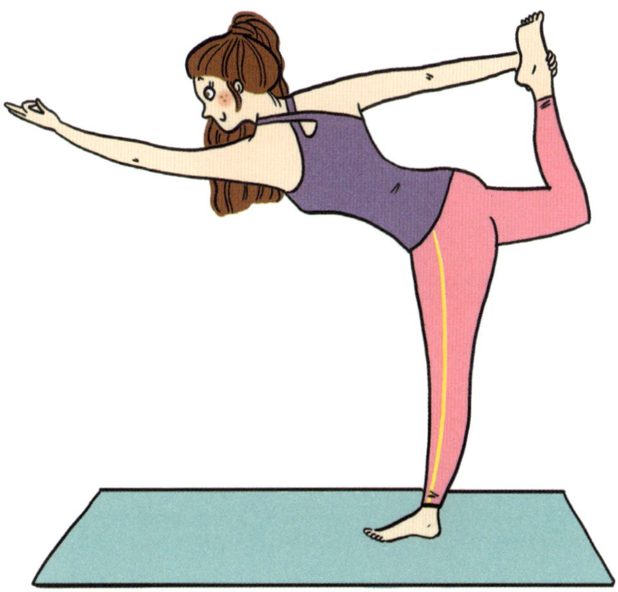

Je fais le bilan

- Les postures que j'ai préférées :

- Les difficultés que j'ai rencontrées :

- Les points à améliorer :

Partie 2

Le yoga pour se muscler

La pratique du yoga permet de renforcer ses muscles et de développer une musculature plus importante mais tout en finesse, en longueur.

Dans ce chapitre, je vous ai établi une progression dans les postures pour travailler petit à petit l'ensemble des muscles du corps.

POSTURE DU BÂTON (DANDASANA)

1. Asseyez-vous sur vos fesses, jambes tendues, dégagez la chair des fessiers pour être bien assis sur vos ischions, les gros orteils sont joints et les talons écartés pour que les bords extérieurs des pieds soient parallèles.
2. Si vous n'arrivez pas à maintenir le dos étiré, asseyez-vous sur une couverture pliée ou une brique pour soulager les tensions du bassin.
3. Les mains sont à plat au sol de chaque côté des hanches.
4. Étirez votre colonne vertébrale et, sur une inspiration, rapprochez le menton du sternum et pressez le sol avec vos mains pour tonifier les muscles des bras.
5. Maintenez la posture entre 1 et 3 minutes.

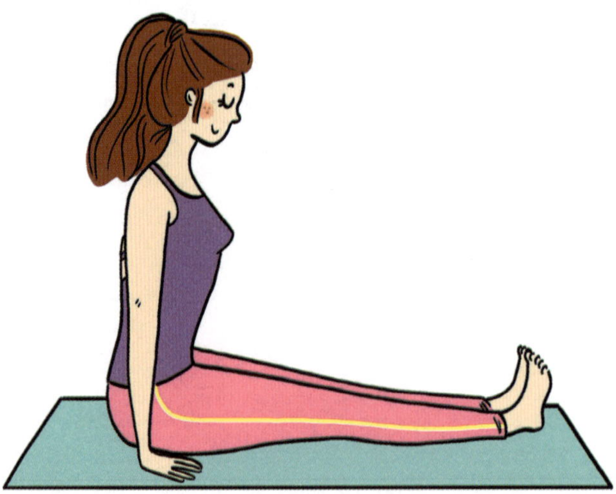

Veillez à ne pas creuser dans le bas du dos. Étirez bien la colonne vertébrale, avec le dessus de la tête vers le haut.

POSTURE DE LA CHAISE (UTKATASANA)

1. Debout, gros orteils joints et talons légèrement écartés pour que les bords extérieurs de vos pieds soient parallèles, pliez les genoux à 45° en inspirant, comme pour venir vous asseoir sur une chaise. En même temps, levez les bras vers le ciel en gardant les omoplates et les épaules basses et levez le regard vers vos mains
2. Étirez votre colonne vertébrale tout en maintenant le coccyx et le sacrum vers le sol. Ne laissez pas le bas de vos côtes s'ouvrir quand vous montez les bras vers le haut pour ne pas casser dans le milieu du dos.
3. Maintenez la posture pendant 30 secondes à 1 minute.
4. Redressez-vous sur une expiration.

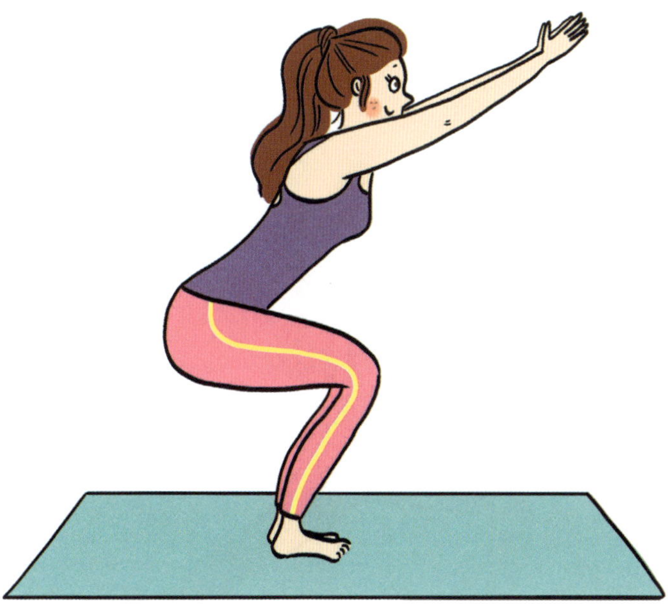

Veillez à ne pas casser votre nuque en levant le regard vers le ciel, étirez la colonne cervicale. Pensez à engager votre périnée et votre transverse afin de ne pas creuser dans le bas du dos.

Plus vous maîtriserez cette posture, plus bas vous pourrez descendre sur vos genoux.

POSTURE DU GUERRIER I (VIRABHADRASANA I)

1. Debout, écartez les pieds d'environ 1 mètre (ou plus selon la taille de vos jambes) et levez vos bras sur le côté, paumes de main vers le sol sur l'inspiration. Tournez les mains vers le haut et levez les bras au-dessus de vos épaules en étirant les mains vers le haut et les omoplates vers le bas du dos. Pour vous aider dans vos épaules, vous pouvez joindre les mains et crochetez les pouces ou les doigts.
   Ouvrez le pied droit, rentrez le pied gauche et placez votre bassin de face.
2. Sur l'expiration, pliez le genou droit pour qu'il se place au-dessus du pied droit en gardant le tibia vertical. Conservez le talon gauche dans le sol en allongeant au maximum l'arrière de la jambe gauche.
3. Maintenez la posture 30 secondes à 1 minute.
4. Sur une inspiration, tendez votre jambe droite et faites demi-tour pour vous placer dans la posture à gauche sur une expiration.
5. Pour sortir de la posture, tendez la jambe gauche et par la force des pieds dans le sol, revenez sur le côté pour ensuite revenir pieds joints.

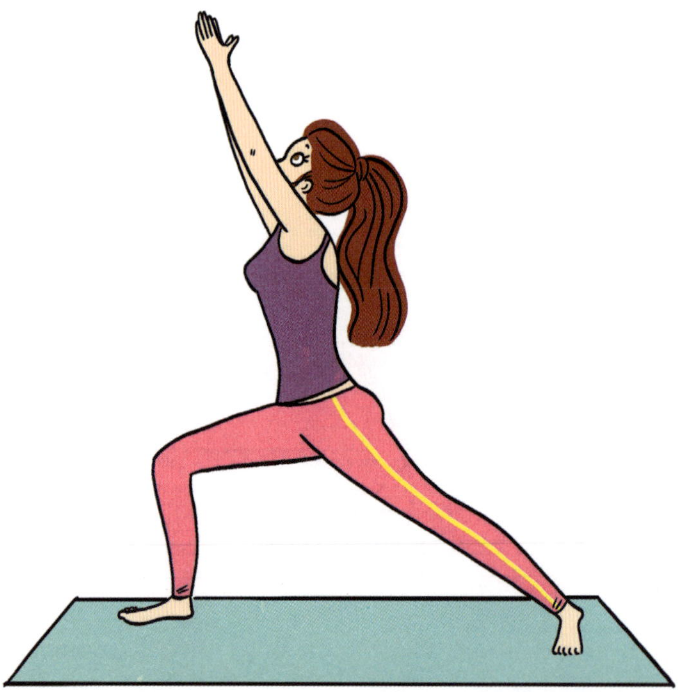

Veillez à garder le bassin bien de face et vos bandhas engagés pour ne pas cambrer le dos et ne pas casser la nuque. Ne verrouillez pas vos fessiers pour ne pas bloquer votre sacrum et votre bassin.

POSTURE DU GUERRIER II (VIRABHADRASANA II)

1. Debout, écartez les pieds d'environ 1,20 m ou plus selon la taille de vos jambes sur l'inspiration. Ouvrez le pied droit et maintenez l'alignement du talon droit avec le milieu du pied gauche et écartez vos bras sur les côtés, paumes de main vers le sol.
2. Sur l'expiration, pliez le genou droit pour qu'il se place au-dessus du pied droit en gardant le tibia vertical. Ouvrez le genou droit vers l'extérieur.
3. Maintenez le bassin bien ouvert, les épaules au-dessus des hanches et regardez dans l'axe du majeur de la main droite. Ayez l'envie de presser l'air avec vos bras afin de tonifier les muscles de l'arrière de vos bras.
   Contractez vos cuisses pour maintenir l'angle d'ouverture au niveau des hanches.
4. Maintenez la posture 30 secondes à 1 minute. Sur une expiration, allongez votre jambe droite et pivotez vos pieds pour rentrer dans la posture à gauche. Maintenez cette fois le regard dans l'axe du majeur de la main gauche.
5. Pour sortir de la posture, allongez la jambe gauche et pivotez vos pieds. Sur une expiration, revenez pieds joints.

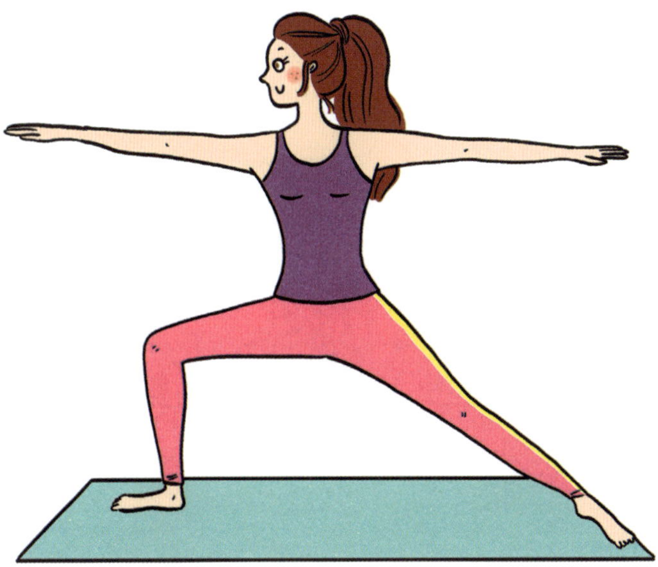

Veillez à garder vos bandhas bien engagés pour ne pas creuser le dos, étirez votre sacrum et votre coccyx vers le sol et abaissez bien épaules et omoplates vers le bas du dos.

POSTURE DE LA PLANCHE (KUMBHAKASANA)

1. Pour réaliser la posture de la planche, commencez par vous placer à quatre pattes avec les mains sous les épaules et les genoux légèrement en arrière de vos hanches.
2. À l'inspiration, allongez vos jambes en décollant vos genoux du sol pour obtenir une planche bien droite entre votre tête, votre buste et votre bassin.
   Pensez à pousser la tête vers l'avant pour garder le bon appui sur vos mains et conservez la tête dans l'axe de la colonne vertébrale.
   Maintenez le coccyx et le sacrum vers les talons pour ne pas creuser dans le bas de votre dos.
   Étirez les talons vers l'arrière et l'arrière des genoux vers le haut en contractant le devant des cuisses.
3. Reposez délicatement les deux genoux en même temps sur un temps expiratoire.
4. Sur l'inspiration suivante, rentrez à nouveau dans la posture par la force de votre périnée et de votre ventre.
5. Maintenez la posture de 30 secondes à 2 minutes.
6. Sur une expiration, reposez à nouveau doucement vos deux genoux.

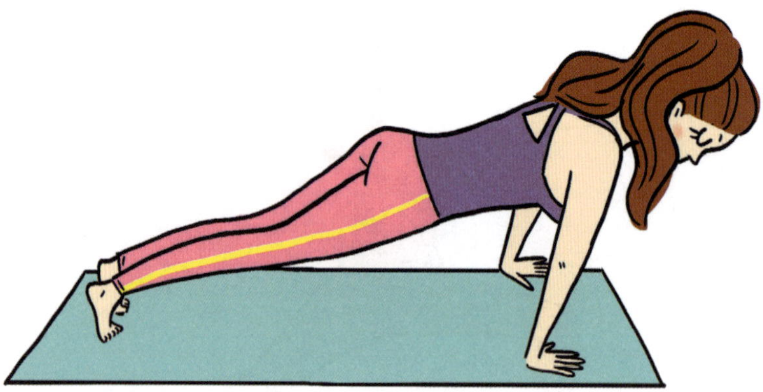

Veillez à garder vos omoplates bien engagées vers l'arrière et le bas de votre dos et à ne pas laisser votre bassin et votre dos s'affaisser vers le sol.

POSTURE DE LA PLANCHE LATÉRALE (VASISTHASANA)

1. Placez-vous dans la posture de la planche, mains sous vos épaules, dos étiré et jambes bien tendues.
2. Pivotez vos pieds sur la gauche en prenant appui sur le bord extérieur du pied gauche, les pieds l'un sur l'autre. Prenez appui sur la main gauche en décollant la main droite puis, sur une inspiration, pivotez complètement sur la main gauche, buste et bassin ouverts vers la droite. Levez le bras droit vers le ciel, paume de main vers l'avant et regardez l'intérieur de votre main droite. Veillez à garder la tête dans l'axe de la colonne vertébrale.
3. Maintenez la posture entre 15 et 45 secondes.
4. Sur une expiration lente, reposez doucement la main droite en pivotant face au sol.
5. Pivotez les deux pieds vers la gauche en prenant appui sur le bord extérieur du pied droit. Prenez également appui sur la main droite et pivotez doucement en ouvrant le bassin et les épaules vers la gauche. Allongez le bras gauche vers le ciel, paume ouverte et dirigez votre regard vers l'intérieur de la main gauche.
6. Maintenez la posture entre 15 et 45 secondes. Puis reposez doucement la main gauche au sol en pivotant sur votre main droite sur un temps inspiratoire.
7. Sur une expiration, reposez doucement les genoux au sol.
8. Répétez jusqu'à 5 fois de chaque côté.

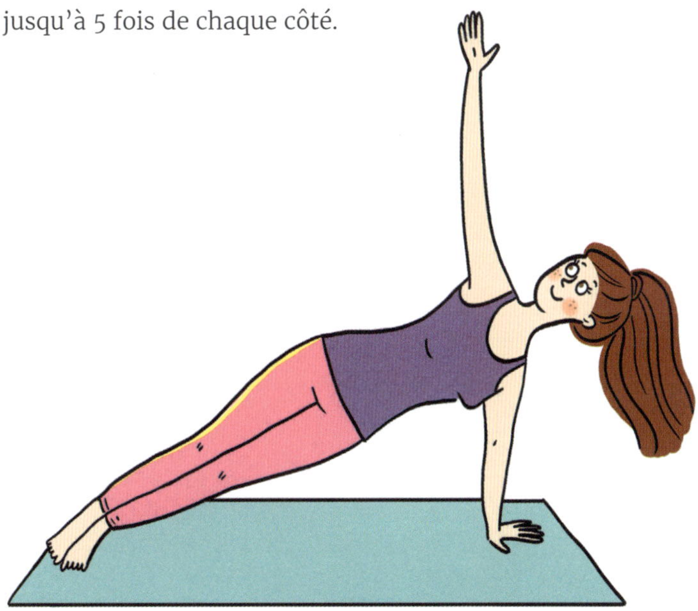

Veillez à toujours garder la tête dans l'axe de la colonne vertébrale. Repoussez votre main dans le sol et les omoplates vers le bas du dos tout en gardant les épaules dans l'axe de la main au sol pour protéger les muscles de vos épaules. Pour augmenter la difficulté, alternez côté droit et côté gauche sans reposer le genou au sol.

POSTURE DU BÂTON À 4 PIEDS (CHATURANGA DANDASANA)

1. Partez de la posture de la planche, jambes, buste et tête bien alignés, mains sous vos épaules.
2. À l'inspiration, pliez les coudes, en les gardant près du corps, comme si vous vouliez emmener votre tête vers l'avant afin d'avoir vos bras parallèles au sol et à votre buste. Vos avant-bras restent, eux, verticaux.
3. Maintenez la posture 10 à 45 secondes.
4. À l'expiration suivante, posez doucement vos genoux au sol puis allongez-vous à plat ventre.

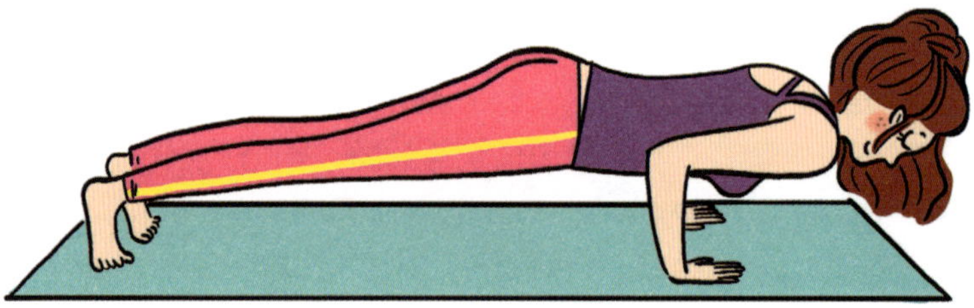

Veillez à ne pas laisser votre tête partir vers le sol.

Conservez votre périnée et votre ventre engagés, en étirant votre coccyx et votre sacrum vers les talons, pour protéger votre bassin et votre dos.

POSTURE DE LA SAUTERELLE (SALABHASANA)

1. Allongez-vous sur le ventre, bras le long du corps et paumes de main vers le sol. Les jambes sont tendues et les gros orteils joints.
2. En inspirant, soulevez la tête, les épaules et les jambes tendues en cherchant l'allongement.
3. Maintenez la posture sur 5 cycles respiratoires de 1 minute.

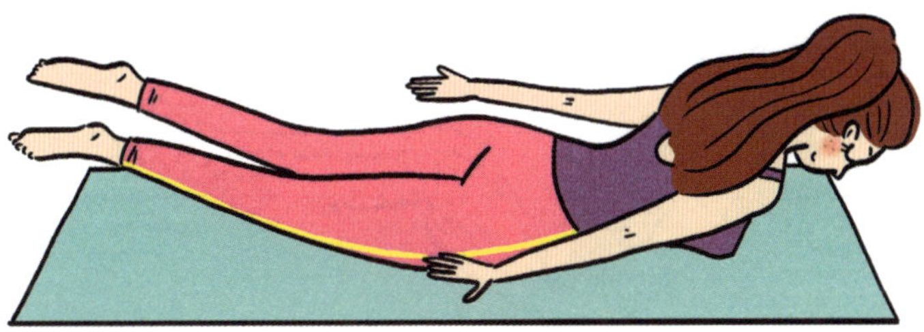

Veillez à garder les genoux bien tendus et la tête dans l'axe de la colonne vertébrale.

POSTURE DU BATEAU

1. Placez-vous dans la posture du bâton. Pliez légèrement vos genoux et en vous penchant en arrière, venez prendre appui sur l'arrière de vos ischions pour vous installer dans un équilibre fessier en gardant la tête dans le prolongement de la colonne vertébrale et le regard droit devant vous.
2. Allongez progressivement vos jambes tendues. Placez vos bras tendus à l'horizontal de chaque côté des genoux. Ne laissez surtout pas votre dos s'enrouler. Si vous n'arrivez pas à tendre vos jambes, conservez les genoux légèrement pliés tout en cherchant l'allongement de vos jambes jusqu'aux pieds.
3. Maintenez la posture de 15 à 30 sencondes en respirant profondément et doucement. Vous pouvez répéter la posture 3 fois.

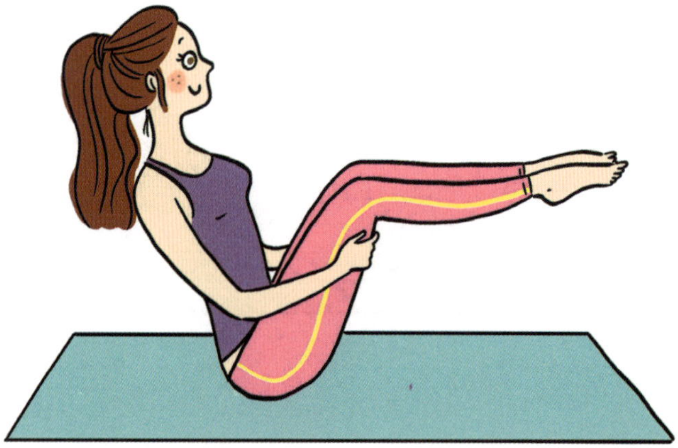

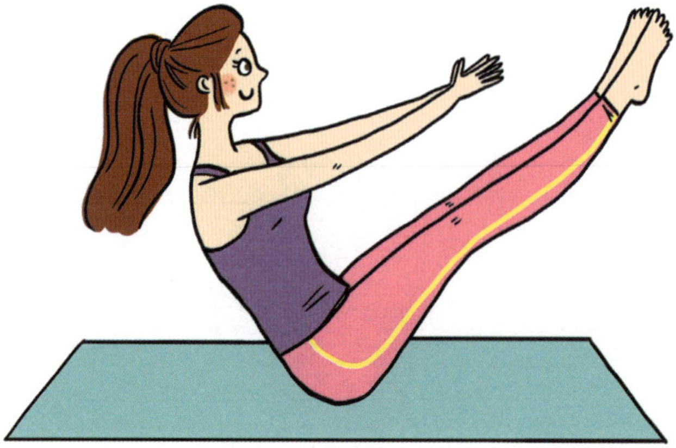

POSTURE DU PONT

Pour préparer cette posture, vous pouvez commencer par la posture du demi-pont.

1. Allongez-vous sur le dos, jambes pliées, écartées de la largeur du bassin, en rapprochant le plus possible les talons de vos fesses.
2. Placez vos mains de chaque côté de vos oreilles, doigts vers vos pieds.
3. À l'inspiration, venez vous placer en appui sur le dessus de votre tête en poussant sur vos pieds et vos mains.
   Si vous sentez qu'il est difficile de maintenir cette posture, reposez vos épaules au sol et travaillez dans la posture du demi-pont.
4. À l'inspiration suivante, poussez sur vos mains pour envoyer le pubis vers le ciel. Pensez à bien garder vos bandhas engagés pour ne pas vous faire mal au dos. Veillez à ne pas écarter vos genoux !
5. Maintenez la posture entre 5 et 45 secondes.
6. À l'inspiration, reposez le dessus de votre tête au sol puis, sur une expiration, reposez vos épaules et votre dos au sol.

Pour soulager votre dos après une telle posture, ramenez vos genoux vers la poitrine en gardant le dos plat afin de détendre votre bas du dos, surtout si vous avez maintenu la posture pendant 45 secondes. Ne croisez pas vos jambes ni vos pieds pour ne pas emmener le sacrum dans la position inverse à celle qu'il a eu dans la posture du pont.

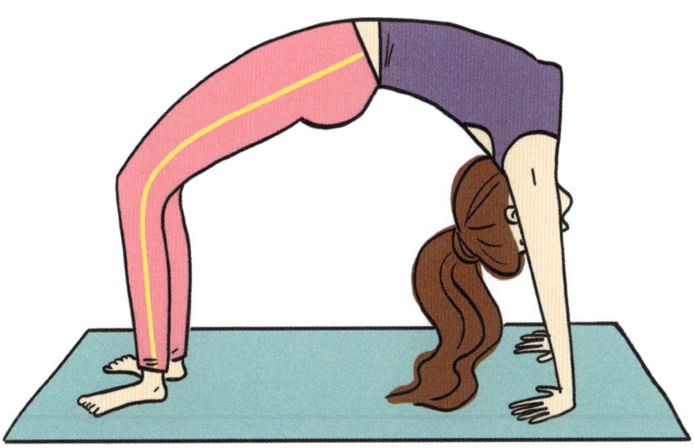

Je fais le bilan

- Les postures que j'ai préférées :

- Les difficultés que j'ai rencontrées :

- Les points à améliorer :

Partie 3

Le yoga pour lutter contre les douleurs lombaires et prévenir le lumbago

Les douleurs du bas du dos sont devenues un problème de santé publique tant elles sont fréquentes.

Ces douleurs sont dues à plusieurs facteurs qui sont principalement :

- Le manque d'activité physique, la sédentarité au travail et dans la vie de tous les jours ;
- Une mauvaise posture debout et surtout assise. Quand vous vous affaissez et vous enroulez au niveau du bas du dos, vous étirez la partie postérieure des disques intervertébraux et du ligament postérieur. Au fur et à mesure, vous enflammez cette zone et déclenchez des douleurs typiques dites « en barre » dans tout le bas de votre dos ;
- Une faiblesse des muscles du dos ;
- Un manque de mobilité au niveau de votre dos ;
- Un manque de force musculaire et de souplesse dans les muscles des jambes qui vous portent et soulagent le dos ;
- Une faiblesse musculaire et des limitations articulaires pour les épaules et les bras qui mettent en contrainte le bas du dos quand vous levez les mains ;
- Le stress professionnel, personnel et social ;
- Le manque de sommeil.

Pour lutter contre ces douleurs lombaires, le yoga va vous aider à renforcer vos muscles, assouplir vos articulations, redonner de la mobilité à votre colonne vertébrale, diminuer le stress, vous aider à mieux dormir…

Chaque posture a un objectif spécifique pour ce chapitre. Je vous l'indique juste en dessous du nom de la posture.

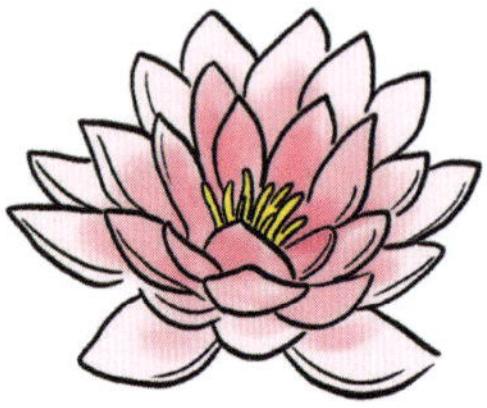

POSTURE EN TORSION JAMBES PLIÉES

Objectif de cette posture : mobiliser la colonne vertébrale, soulager les disques intervertébraux

1. Sur le dos, jambes pliées et pieds au sol, à l'inspiration, emmenez vos genoux vers la droite et la tête vers la gauche.
2. À l'expiration, ramenez les genoux au centre.
3. À l'inspiration suivante, emmenez les genoux vers la gauche et la tête vers la droite.
4. À l'expiration, ramenez les genoux au centre.

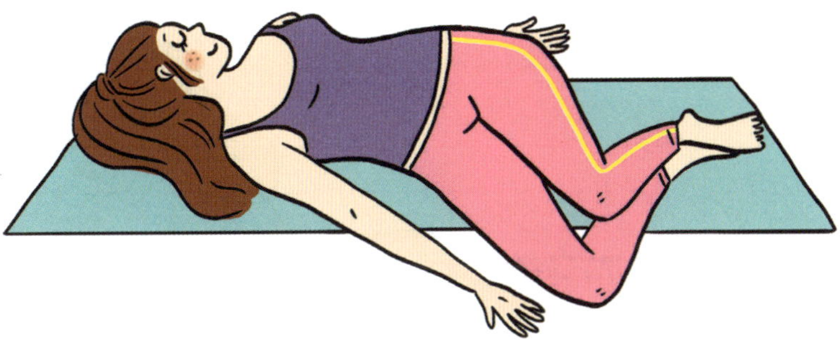

Vous pouvez répéter l'exercice jusqu'à 10 fois et, sur la dernière, maintenez la posture en torsion pendant 1 minute.

Veillez à conserver les pieds au sol. Si vous ramenez les genoux vers la poitrine, vous allez enrouler le bas du dos et donc à nouveau étirer la partie postérieure des disques intervertébraux. Tout l'inverse de ce que l'on recherche dans ce chapitre !

POSTURE DU COBRA (BHUJANGASANA)

Objectif de cette posture : renforcer les muscles du dos, soulager la partie postérieure des disques intervertébraux

1. Allongez-vous à plat ventre et placez vos mains à côté de votre poitrine en pliant vos coudes. Serrez vos pieds, gros orteils joints.
2. Inspirez et soulevez les épaules et la tête. Pensez à garder vos coudes serrés.
3. Expirez, redescendez les épaules et la tête.
4. À l'inspiration suivante recommencez la posture et maintenez-la 30 secondes à 1 minute.

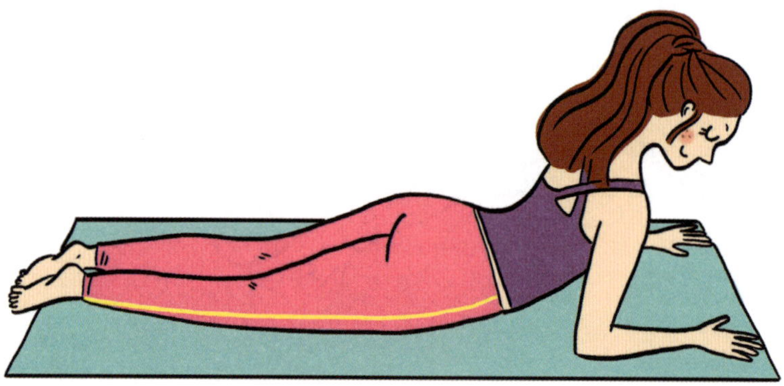

Veillez à garder les hanches au sol et les fessiers relâchés tout en maintenant l'engagement du périnée et du ventre afin de maintenir le pubis vers le sol pour ne pas laisser le sacrum se soulever.

POSTURE DU CHIEN TÊTE EN HAUT

Objectif de cette posture : soulager la partie postérieure des disques intervertébraux, mobiliser la colonne vertébrale en extension, renforcer les muscles des bras et des cuisses

1. Allongez-vous sur le ventre, les coudes pliés près du corps et les mains au sol de chaque côté de votre poitrine. Les jambes, écartées de la largeur du bassin, sont tendues et toniques (les quadriceps, muscles de l'avant des cuisses, sont contractés).
2. À l'inspiration, ramenez le pubis vers le sol et poussez sur vos bras en amenant la poitrine vers l'avant et le ciel afin de vous redresser et d'avoir les coudes tendus. Repoussez vos mains dans le sol pour descendre vos épaules vers le bas et l'arrière du dos. Vos genoux se décollent du sol en prenant appui sur le cou-de-pied et en contractant au maximum le devant des cuisses.
   Étirez votre colonne du sacrum jusqu'au-dessus de la tête.
   Sentez l'ouverture de toute la chaîne antérieure du buste.
   Ouvrez au maximum votre sternum et vos clavicules.
3. Sur l'expiration, reposez le buste et les genoux au sol.
4. À l'inspiration suivante, retournez dans la posture. Maintenez la posture entre 15 et 30 secondes.
5. Reposez doucement votre buste au sol sur un temps expiratoire.

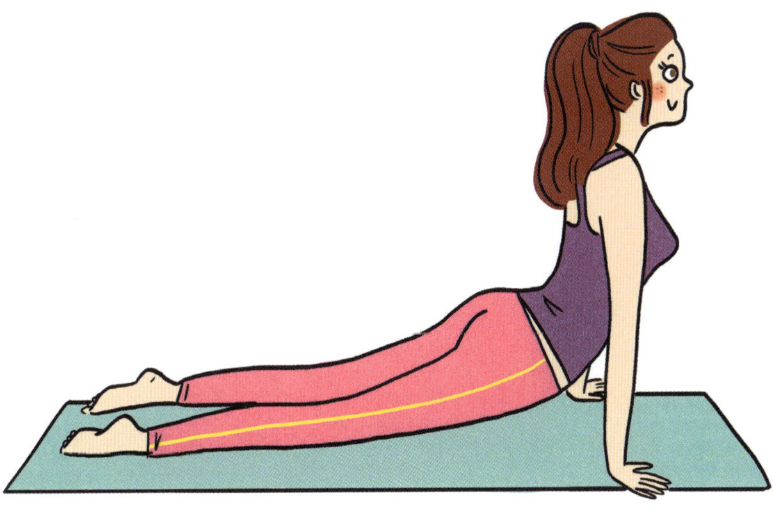

POSTURE DE LA SAUTERELLE (SALABHASANA)

Objectif de cette posture : renforcer les muscles de la chaîne postérieure du corps, soulager la partie postérieure des disques intervertébraux, renforcer l'arrière des bras

1. Allongez-vous sur le ventre, bras le long du corps et paumes de main vers le sol. Les gros orteils sont joints.
2. En inspirant, soulevez la tête, les épaules et les jambes tendues en cherchant l'allongement. Conservez la tête dans le prolongement de la colonne vertébrale.
3. À l'expiration, reposez doucement au sol.
4. Sur l'inspiration suivante, répétez la posture et maintenez-la 5 cycles respiratoires de 1 minute.

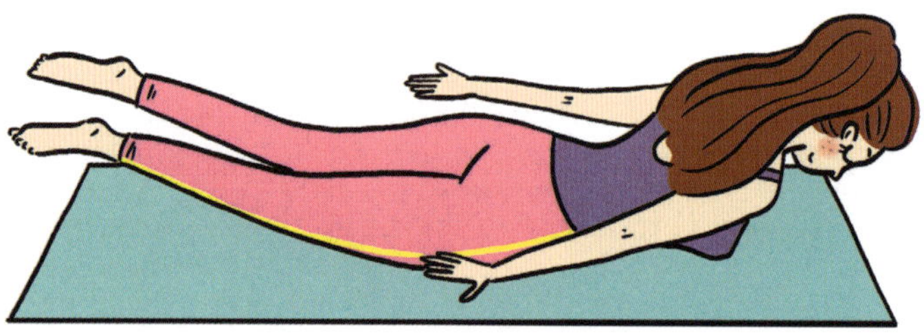

Veillez à garder les genoux bien tendus en contractant les muscles du devant des cuisses.

POSTURE DU DEMI-PONT (SETU BANDHASANA)

Objectif de cette posture : renforcer la chaîne postérieure du corps et des bras

1. Allongez-vous sur le dos, jambes pliées et pieds au sol écartés de la largeur du bassin et bras le long du corps.
2. En inspirant, soulevez votre bassin en poussant les pieds dans le sol et les genoux vers l'avant. Vos fessiers ne sont pas verrouillés. Croisez les doigts dans le dos et poussez les mains, les coudes et les épaules dans le sol.
3. Maintenez la posture 30 secondes à 1 minute puis reposez doucement les fesses au sol. Répétez jusqu'à 5 fois.

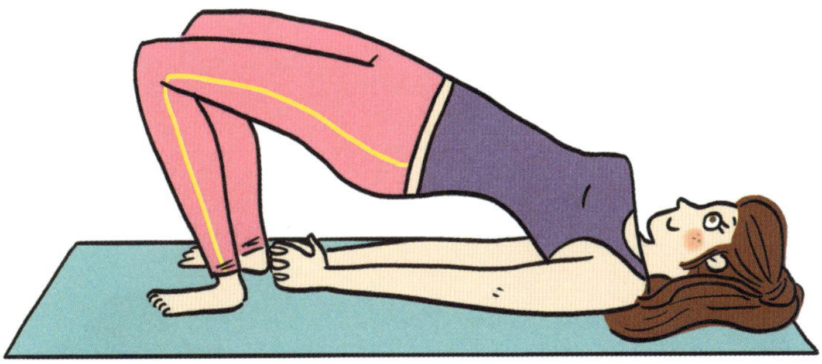

POSTURE DE LA FENTE HAUTE (UTTHITA ASVA SANCHALANASANA)

Objectif de cette posture : renforcer les muscles de la jambe de devant, principalement le devant de la cuisse, étirer les muscles du devant de la hanche de derrière et renforcer les muscles de l'arrière de la jambe de derrière

1. À quatre pattes, avancez le pied droit entre vos mains sur l'inspiration.
2. À l'expiration, allongez la jambe gauche en arrière en vous plaçant en appui sur les orteils. Le genou droit doit être au-dessus du pied droit sans dépasser en avant des orteils. Placez vos mains de chaque côté du pied droit.
   Poussez le talon gauche en arrière.
   Étirez au maximum votre jambe gauche en allongeant au maximum la jambe et en repoussant l'arrière du genou vers le haut.
3. Maintenez vos bandhas engagés et, sur une inspiration, levez les bras, mains jointes, vers le ciel et regardez en direction de vos mains. Si cela est trop difficile, gardez les mains au sol.
4. Maintenez la posture 30 secondes à 1 minute.
5. Sur l'expiration, reposez les mains puis le genou gauche au sol et revenez à quatre pattes. Rentrez dans la posture avec la jambe gauche en avant sur l'inspiration.

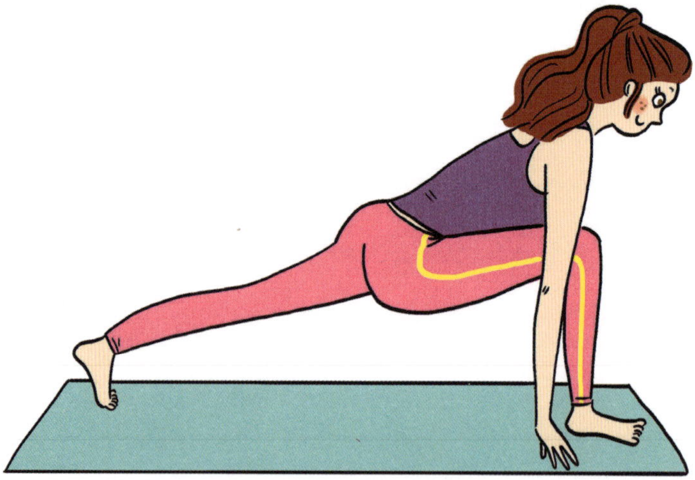

Veillez à garder le ventre bien engagé afin de ne pas creuser votre bas du dos. Ne contractez pas vos fessiers pour ne pas verrouiller votre sacrum et votre bassin.

Cherchez l'allongement de la colonne cervicale pour ne pas casser votre nuque au risque de vous créer des tensions cervicales.

POSTURE DU CHIEN TÊTE EN BAS (ADHO MUKHA SVANASANA)

Objectif de cette posture : renforcer les membres supérieurs, allonger la colonne vertébrale et étirer les muscles de l'arrière des membres inférieurs

1. Placez-vous à quatre pattes, mains légèrement en avant de vos épaules et genoux sous les hanches. Placez-vous en appui sur vos orteils. Sur l'inspiration, faites le dos creux étiré.
2. Sur l'expiration, poussez vos ischions (petits os pointus des fesses) vers le plafond en tendant vos jambes. Regardez entre vos pieds en relâchant la tête. Placez bien vos omoplates engagées vers le bas de votre dos.
Étirez au maximum les fesses vers l'arrière et vers le haut pour allonger votre colonne vertébrale et votre taille.
Contractez le devant des cuisses au maximum pour pouvoir étirer l'arrière des genoux et descendez les talons dans le sol.
3. Maintenez la posture 30 secondes à 1 minute.

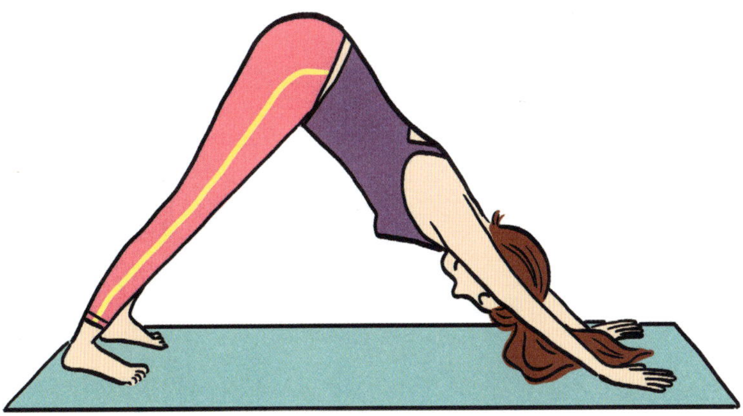

Veillez à conserver l'écartement des pieds de la largeur du bassin et les bords extérieurs de ceux-ci parallèles.

Si vous n'arrivez pas à tendre les genoux tout en conservant le bas du dos étiré, maintenez-les légèrement pliés mais tout en cherchant à les allonger.

POSTURE DU GRAND ANGLE RETOURNÉ (PARIVRTTA PARSVAKONASANA)

Objectif de cette posture : mobiliser la colonne vertébrale en torsion, renforcer les muscles des jambes

1. Partez de la fente basse, pied droit devant et pied gauche en arrière.
   Le genou droit est plié à 90° et ne dépasse pas les orteils du pied droit.
2. Étirez le bras gauche loin vers le haut et descendez-le à l'extérieur du genou droit
   Placez la main gauche au sol, à l'extérieur du pied droit. Si vous n'arrivez pas à toucher le sol, placez votre main gauche sur une brique.
   Repoussez votre main gauche dans le sol et allongez votre bras droit vers le haut.
3. Allongez la jambe gauche en repoussant le talon au maximum vers l'arrière et le genou vers le haut.
4. Respirez doucement et maintenez la posture pendant 1 minute.
5. Sur une expiration reposez doucement le genou gauche au sol et décroisez les bras et la colonne pour revenir en fente basse puis faites de même de l'autre côté.

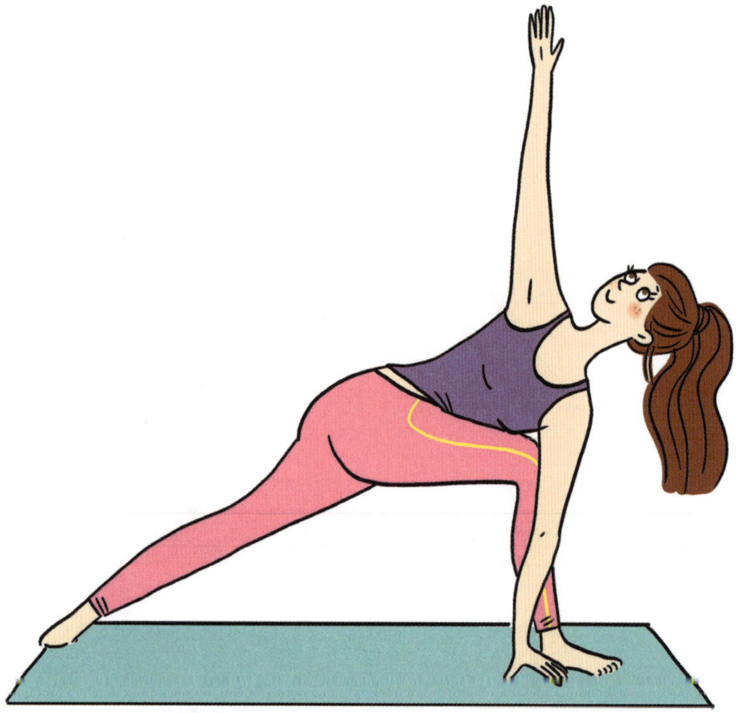

Veillez à toujours conserver la colonne bien étirée et les bandhas engagés.

POSTURE DE LA TÊTE DE VACHE (GOMUKHASANA)

Objectif de cette posture : étirer les muscles fessiers et les muscles des épaules

1. Placez-vous à quatre pattes puis, à l'inspiration, croisez la jambe droite devant la jambe gauche en plaçant bien votre genou gauche dans le genou droit. Écartez vos pieds et, à l'expiration, venez vous asseoir entre vos deux pieds. Veillez à garder la colonne vertébrale étirée et le même poids sur vos deux fesses, bien au sol.
   Si vous n'arrivez pas à vous asseoir sur vos deux fesses ou si vos genoux sont douloureux, asseyez-vous sur une brique.
2. Levez le bras droit et dessinez un cercle vers l'arrière pour emmener la main droite dans le dos entre les omoplates, par le bas.
   Levez le bras gauche et descendez la main gauche derrière la tête pour attraper les doigts de la main droite.
   Si vous n'arrivez pas à attraper vos deux mains, prenez une sangle entre vos mains pour vous aider.
3. Maintenez la posture de 30 secondes à 1 minute.
4. À l'inspiration, décroisez les bras et, à l'expiration, repassez à quatre pattes puis décroisez les jambes. Si vous n'arrivez pas à passer à quatre pattes de la position tête de vache, levez le genou droit pour décroiser la jambe puis allongez vos deux jambes et repassez à quatre pattes.
5. Sur la prochaine inspiration, rentrez dans la posture de l'autre côté.

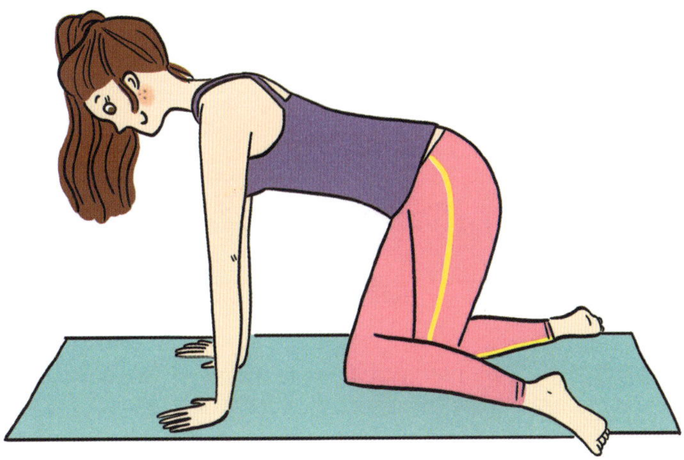

→

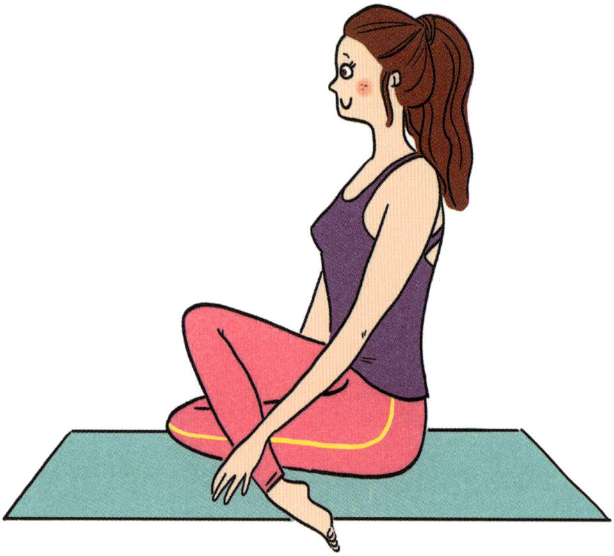

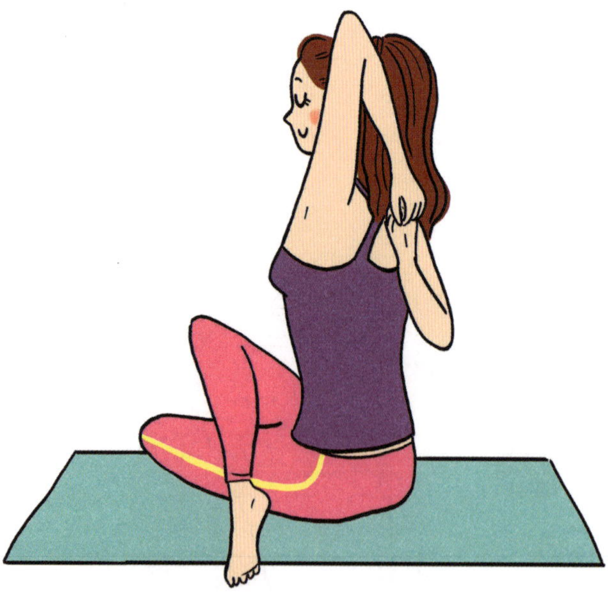

Il est possible que vous ne ressentiez pas le même étirement ou la même facilité d'exécution dans cette posture des deux côtés. Cela est tout à fait normal, car nous avons souvent un côté plus souple que l'autre et nous avons des facilités d'exécution d'un côté par rapport à l'autre. Acceptez cette différence et prenez le temps de progresser doucement sans forcer du côté plus délicat. Vous verrez qu'au bout d'un moment vous aurez autant de facilité des deux côtés. Si vous forcez trop vite, trop fort, vous risquez de vous faire mal au niveau des muscles et des articulations.

POSTURE DU HÉROS COUCHÉ (SUPTA VIRASANA)

Objectif de cette posture : étirer les muscles du devant des hanches, soulager les tensions du bas du dos

1. Placez-vous à quatre pattes puis venez vous asseoir entre vos talons. Veillez à ne pas ouvrir vos pieds vers l'extérieur en gardant vos gros orteils vers les fesses et les petits orteils sur le sol pour protéger vos genoux. Écartez vos mollets vers l'extérieur.
2. À l'inspiration, venez vous allonger sur le dos en amenant vos bras derrière la tête. Veillez à ne pas écarter vos genoux et à garder vos bandhas engagés.
3. Maintenez la posture 30 secondes à 1 minute puis revenez vous asseoir en prenant appui sur vos coudes et avant-bras. Repassez ensuite à quatre pattes pour sortir de la posture.

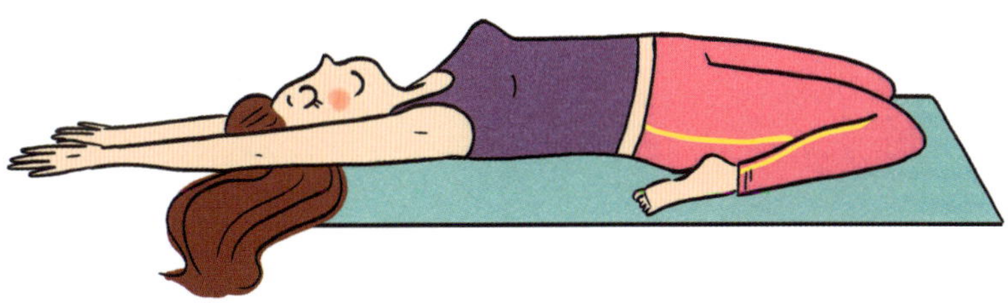

Si vous n'arrivez pas à vous allonger sur le dos, placez-vous en appui sur les coudes et les avant-bras en gardant le regard sur le nombril.

Progressivement, vous pourrez descendre vers le sol en vous appuyant sur des coussins de moins en moins épais.

POSTURE DE LA CHAISE (UTKATASANA)

Objectif de cette posture : renforcer les muscles des cuisses, des épaules et des bras

1. Debout, gros orteils joints et talons légèrement écartés pour que les bords extérieurs de vos pieds soient parallèles, pliez les genoux à 45° en inspirant, comme pour venir vous asseoir sur une chaise. En même temps, levez les bras vers le ciel en gardant les omoplates et les épaules basses et levez le regard vers vos mains.
   Étirez votre colonne vertébrale tout en maintenant le coccyx et le sacrum vers le sol. Ne laissez pas le bas de vos côtes s'ouvrir quand vous montez les bras vers le haut pour ne pas casser dans le milieu du dos.
2. Maintenez la posture pendant 30 secondes à 1 minute.
3. Redressez-vous sur une expiration.

Veillez à ne pas casser votre nuque en levant le regard vers le ciel, étirez la colonne cervicale.

Pensez à engager votre périnée et votre transverse afin de ne pas creuser le bas du dos.

Plus vous maîtriserez cette posture, plus bas vous pourrez descendre sur vos genoux.

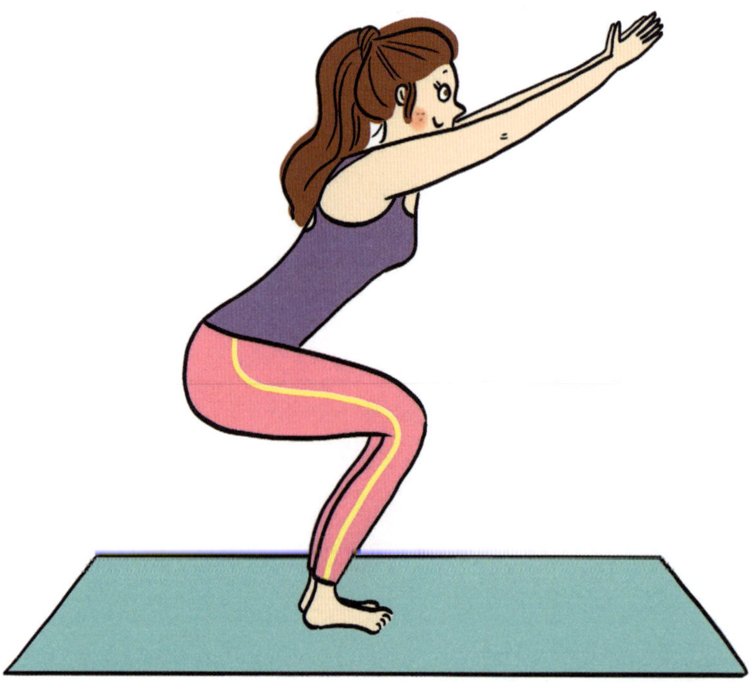

Je fais le bilan

- Les postures que j'ai préférées :

- Les difficultés que j'ai rencontrées :

- Les points à améliorer :

Partie 4

Le yoga pour lutter contre les douleurs cervicales

Les douleurs cervicales sont de plus en plus présentes avec l'apparition des smartphones et du travail sur ordinateur. En effet, le fait d'être sur des écrans pendant des heures, nous tirons notre tête vers l'ordinateur ou le téléphone pour rapprocher nos yeux afin de mieux voir. Or cette posture, que j'appelle posture de la tortue, met en contrainte et en tension les vertèbres cervicales et les muscles du cou.

Il est donc primordial de lutter contre cette mauvaise posture et ces douleurs.

Afin de bien identifier les causes des douleurs cervicales, je vous les rappelle simplement :

- Trop de temps passé devant les écrans qui fatiguent les yeux et donc les muscles du cou qui sont en lien direct les uns avec les autres ;
- La sédentarité et le manque d'activité physique ;
- Une mauvaise posture assise et devant les écrans ;
- Les troubles de la vue non identifiés ou mal traités (verres mal adaptés pour sa vue, par exemple) ;
- Une limitation des amplitudes articulaires des épaules et de la colonne vertébrale ;
- Le stress ;
- Le manque de sommeil.

Comme pour les douleurs lombaires, je vous ai mis les principales postures pour soulager et lutter contre les douleurs cervicales. Vous avez également l'objectif spécifique de chaque posture pour identifier les postures les plus adaptées en fonction de vos besoins.

POSTURE DE LA MONTAGNE (TADASANA)

Objectif de cette posture : améliorer sa posture générale, renforcer les muscles profonds du corps

C'est la posture de référence debout.

1. Debout, les gros orteils joints et les talons légèrement écartés afin d'avoir les bords extérieurs des pieds parallèles.
2. Étirez votre colonne vertébrale par le dessus de la tête en gardant le menton légèrement ramené vers le sternum.
3. Abaissez vos épaules et engagez vos omoplates vers le bas du dos.
   Contractez le devant des cuisses en remontant les rotules et en allongeant l'arrière de vos genoux.
   Repoussez le devant des cuisses vers l'arrière afin de garder le bassin dans l'alignement de vos chevilles.
   Ouvrez le sternum et dégagez les clavicules sans laisser le bas de vos côtes se soulever vers l'avant.
   Les bras sont toniques le long du corps, étirés vers le sol, paumes de main vers les cuisses. Contractez vos biceps (devant des bras) et triceps (arrière des bras) pour tonifier vos bras.
4. Respirez profondément et calmement en maintenant la posture entre 1 et 3 minutes. Cherchez constamment à vous grandir.

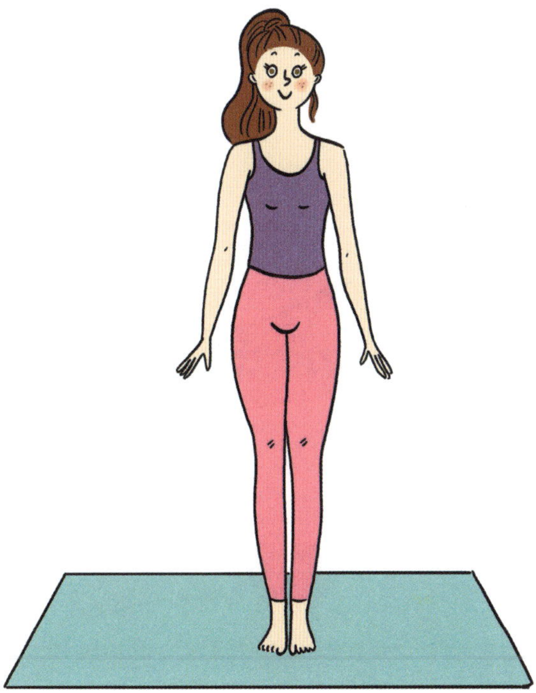

POSTURE DE LA TÊTE DE VACHE (GOMUKHASANA)

Objectif de cette posture : assouplir les épaules et libérer les tensions dans le rachis cervical, diminuer le stress

Pour l'objectif de cette partie qui est de soulager et prévenir les douleurs cervicales, vous n'êtes pas obligé de placer les jambes croisées. Vous pouvez simplement vous asseoir sur vos talons en gardant les pieds parallèles.

1. Placez-vous à quatre pattes puis, à l'inspiration, croisez la jambe droite devant la jambe gauche en plaçant bien votre genou gauche dans le genou droit. Écartez vos pieds et, à l'expiration, venez vous asseoir entre vos deux pieds. Veillez à garder la colonne vertébrale étirée et le même poids sur vos deux fesses, bien au sol.
2. Placez votre main gauche entre les omoplates en passant par le dessus de la tête à l'inspiration puis passez la main droite dans le dos pour attraper la main gauche à l'expiration. Si vous n'arrivez pas à attraper vos deux mains, prenez une sangle entre vos mains pour vous aider.
3. Maintenez la posture de 30 secondes à 1 minute.
4. À l'expiration, décroisez les bras et, à l'inspiration, repassez à quatre pattes puis décroisez les jambes à l'expiration. Si vous n'arrivez pas à passer à quatre pattes de la posture de la tête de vache, levez le genou droit pour décroiser la jambe puis allongez vos jambes et repassez à quatre pattes.
5. Sur la prochaine inspiration, rentrez dans la posture de l'autre côté.

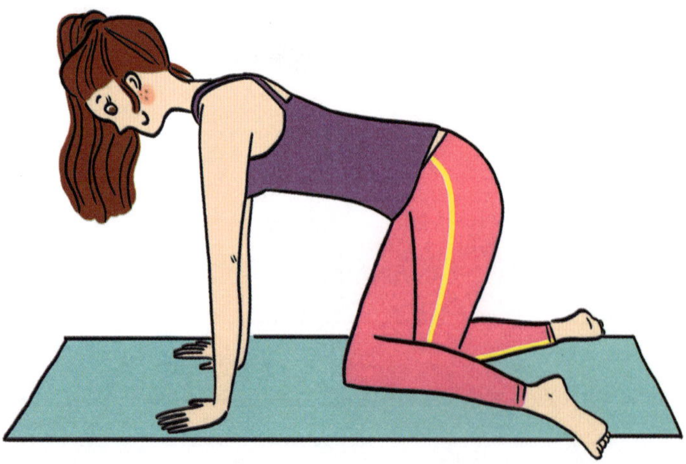

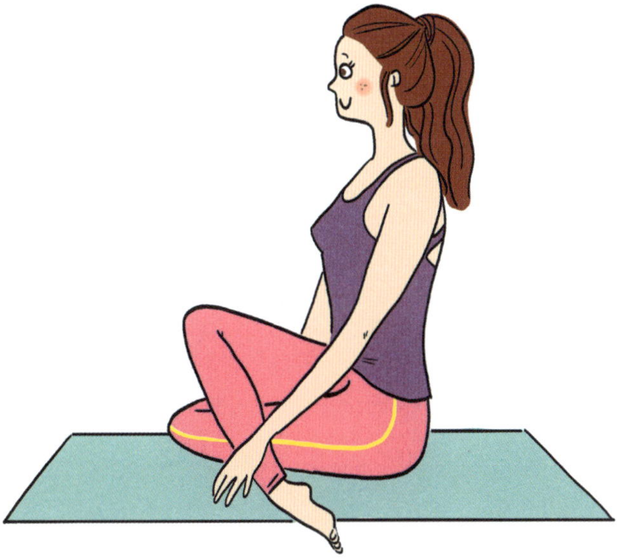

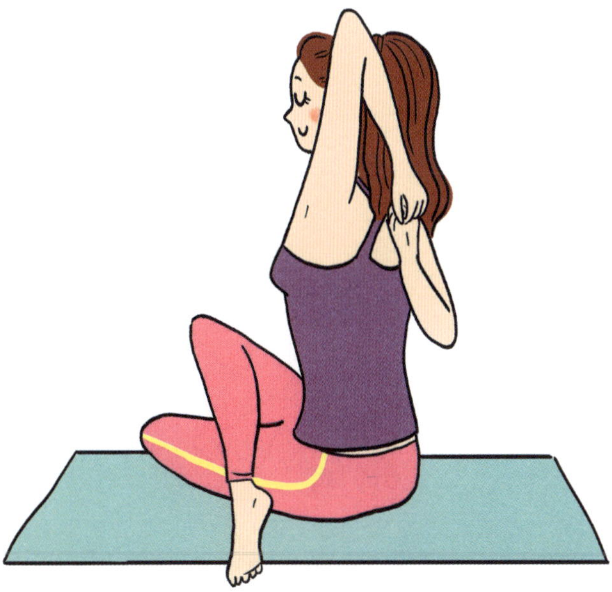

POSTURE DE L'AIGLE (GARUDASANA)

Objectif de cette posture : détendre et étirer les muscles du cou, des épaules et du milieu du dos

1. Placez-vous debout et pliez légèrement vos genoux.
   Sur l'inspiration, placez la cuisse droite sur la cuisse gauche et croisez la jambe droite derrière le mollet gauche en ramenant les orteils droits vers l'avant.
2. À l'inspiration suivante, bras tendus devant vous, croisez le bras droit par-dessus le gauche en faisant attention de bien placer le coude droit en avant du coude gauche.
   Puis pliez vos deux coudes. Vous avez ainsi vos deux mains dos à dos.
   Placez ensuite la main droite par-devant la main gauche pour avoir les deux paumes de main face à face. Allongez vos coudes et vos mains vers l'avant et le plafond.
   Regardez devant vous.
3. Maintenez la posture 30 secondes à 1 minute puis déroulez doucement les bras et les jambes sur l'inspiration.
4. Replacez-vous doucement debout sur vos deux pieds sur l'expiration.
5. Faites de même de l'autre côté.

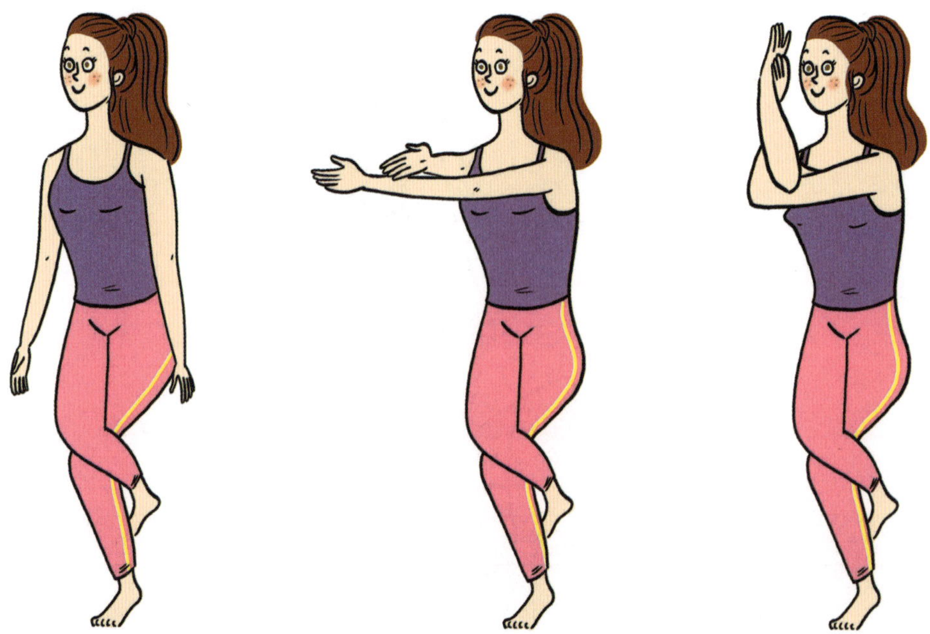

POSTURE DU CHIEN TÊTE EN BAS (ADHO MUKHA SVANASANA)

Objectif de cette posture : libérer les tensions musculaires des épaules, renforcer les membres supérieurs, étirer la colonne vertébrale et soulager les tensions des cervicales

1. Placez-vous à quatre pattes. Sur une inspiration, étirez votre dos et engagez le périnée et le ventre.
2. Sur l'expiration, poussez vos ischions (os des fesses) vers le plafond. Étirez au maximum votre dos en poussant les mains dans le sol tout en gardant les omoplates engagées vers le bas de votre dos. Allongez progressivement vos jambes en contractant le devant de vos cuisses et en étirant au maximum l'arrière de vos genoux. Regardez entre vos pieds. Descendez les talons dans le sol.
3. Maintenez la posture 30 secondes à 1 minute.

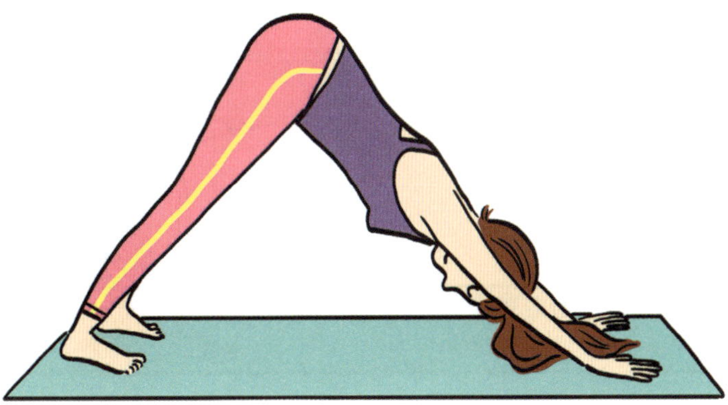

Veillez à conserver l'écartement des pieds de la largeur du bassin et les bords extérieurs de ceux-ci parallèles.

DEMI-POSTURE DE LA PLANCHE ASCENDANTE (PURVOTTANASANA)

Objectif de cette posture : étirer les épaules, ouvrir les clavicules et le devant des épaules, renforcer les bras, lutter contre la posture d'enroulement des épaules

1. Asseyez-vous sur vos fesses et placez vos mains de chaque côté de vos hanches avec les doigts en direction des pieds.
2. À l'inspiration, dégagez le sternum vers l'avant et pliez les genoux pour lever le pubis vers le haut et posez vos pieds à plat au sol.
3. Maintenez le bassin à l'horizontale, le pubis vers le haut et le coccyx et le sacrum vers l'avant.
4. Relâchez la tête en arrière et vers le bas, sauf si vous avez des douleurs cervicales. Dans ce cas, regardez votre nombril.
5. Maintenez la posture 30 secondes puis reposez le bassin et revenez dans la posture initiale.

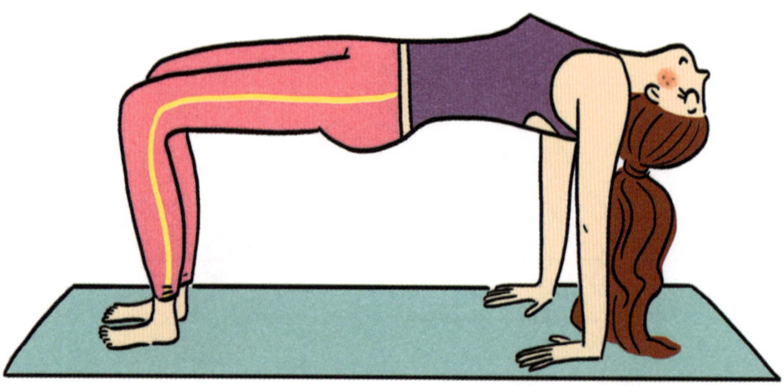

Pensez à toujours dégager votre sternum vers l'avant et vers le haut pour ouvrir vos épaules et libérer les tensions liées à une mauvaise posture. Ne verrouillez pas les fessiers pour ne pas bloquer votre bassin.

POSTURE DU BÂTON À 4 PIEDS (CHATURANGA DANDASANA)

Objectif de cette posture : renforcer les membres supérieurs et bien placer ses épaules

1. Partez de la posture de la planche, jambes, buste et tête bien alignés, mains sous vos épaules.
2. À l'inspiration, pliez les coudes, en les gardant près du corps, comme si vous vouliez emmener votre tête vers l'avant afin d'avoir vos bras parallèles au sol et à votre buste. Vos avant-bras restent, eux, verticaux.
3. Maintenez la posture 10 à 45 secondes.
4. À l'expiration suivante, posez doucement vos genoux au sol puis allongez-vous à plat ventre.

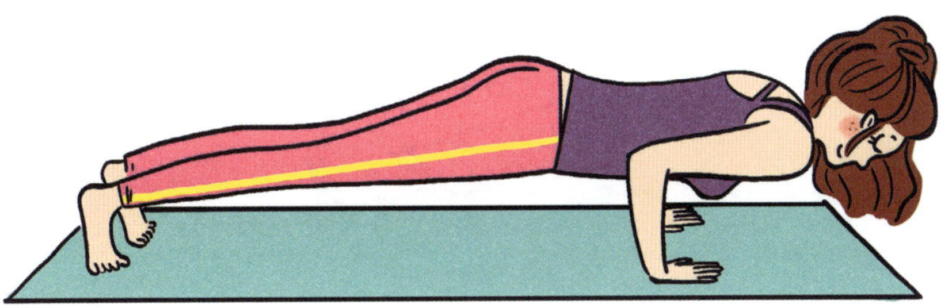

Veillez à ne pas laisser la tête partir vers le sol et placez les coudes au-dessus des mains.

POSTURE DE L'ARC (DHANURASANA)

Objectif de cette posture : étirer les épaules, ouvrir la poitrine, la cage thoracique et les épaules et renforcer les bras

1. Allongez-vous sur le ventre et ramenez les talons vers les fesses en pliant les genoux.
   Attrapez vos chevilles avec vos mains.
2. Sur une inspiration, montez vos pieds vers le haut et ouvrez vos épaules et votre cage thoracique en levant la tête et en regardant devant vous.
   Veillez à conserver vos genoux écartés de la largeur du bassin mais pas plus.
   Ne verrouillez pas vos fessiers pour ne pas bloquer votre bassin ni votre bas du dos. Vous risqueriez de vous faire mal.
3. Maintenez la posture pendant 30 secondes à 1 minute.
4. Reposez doucement votre buste au sol sur une expiration.
5. Vous pouvez répéter la posture jusqu'à 3 fois.

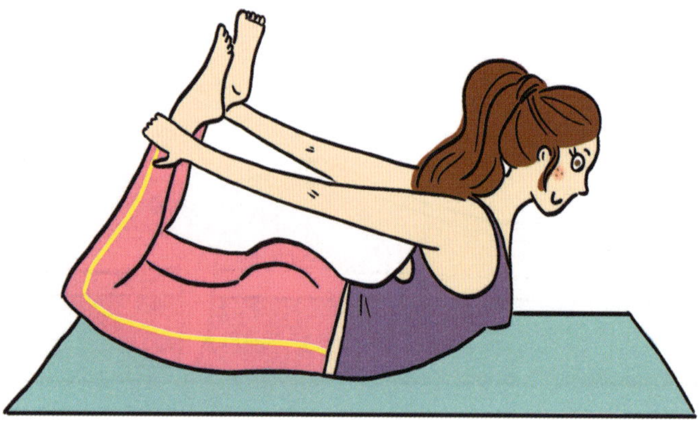

POSTURE DE L'ENFANT (BALASANA)

Objectif de cette posture : relâcher les épaules et le rachis cervical, se recentrer sur soi et diminuer le stress

1. Asseyez-vous sur vos talons et laissez votre tête au sol en avant des genoux.
2. Placez les bras relâchés le long du corps.
3. Respirez en gardant vos bandhas engagés aussi longtemps que vous le souhaitez.

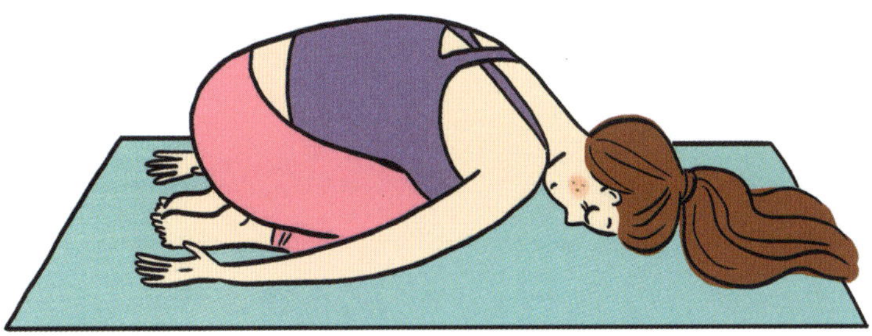

Je fais le bilan

- Les postures que j'ai préférées :

- Les difficultés que j'ai rencontrées :

- Les points à améliorer :

Partie 5

Le yoga pour lutter contre le stress

Le stress est, depuis quelques années, devenu le mal du siècle au coude à coude avec les douleurs de dos. En effet, la déprime, la dépression et le *burn-out* nous entourent quasi quotidiennement.

Le stress n'est pas que « mauvais ». C'est lui qui assure la survie de l'humanité. Il nous permet de réagir rapidement et efficacement par la fuite ou par l'attaque devant un danger imminent comme l'incendie d'une maison ou l'arrivée surprise d'un animal dangereux ou agressif. Ce type de réaction nous vient du monde animal.

Le stress augmente notre rythme cardiaque, la vasoconstriction et la montée d'adrénaline, ce qui nous rend plus alerte et plus performant. Il peut être causé par plusieurs choses comme une situation, passer un examen, diriger une réunion importante..., mais aussi par une personne, comme son responsable ou son patron...

Chacun réagit au stress à sa manière. Voici différentes réactions au stress :

- Réaction positive : excitation, efficacité, réactivité... ;
- Augmentation de la fréquence cardiaque, respiration qui s'accélère et se raccourcit ;
- Mains moites, transpirations excessives ;
- Tremblements ;
- Gorge qui se resserre ;
- Sensation d'oppression ;
- Écœurements, nausées ;
- Tensions musculaires.

À nouveau voici différentes postures pour vous aider à gérer et diminuer votre stress.

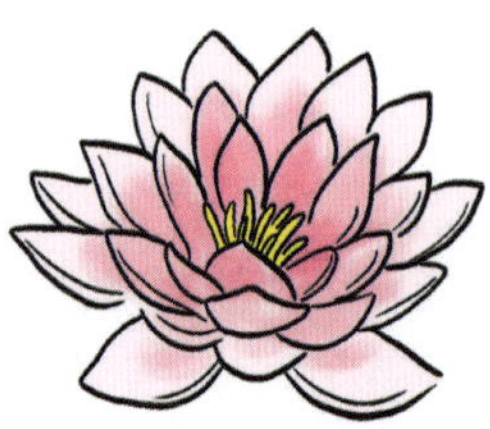

RESPIRATION ALTERNÉE

Objectif de cette posture : apaiser les tensions de la tête et du cerveau, harmoniser l'équilibre des deux narines et l'ensemble du corps

La respiration alternée se fait en respirant alternativement par une narine puis l'autre. Pour diminuer le stress et vous apaiser, il faudra toujours commencer à inspirer par la narine gauche.

Si vous avez besoin de vous stimuler dans d'autres situations, il faudra commencer à inspirer par la narine droite.

1. Créez une pince avec le pouce et les 4e et 5e doigts de la main droite.
2. Appuyez sur la narine droite vers le bas pour la boucher, mais sans dévier votre nez vers la gauche pour garder la narine gauche libre.
   Inspirez profondément par la narine gauche.
3. Bouchez la narine gauche et soufflez par la narine droite.
   Puis inspirez par la narine droite à nouveau.
4. Bouchez la narine droite de nouveau et soufflez par la narine gauche.
   Inspirez à nouveau par la narine gauche et répétez ce cycle respiratoire sur 10 respirations complètes

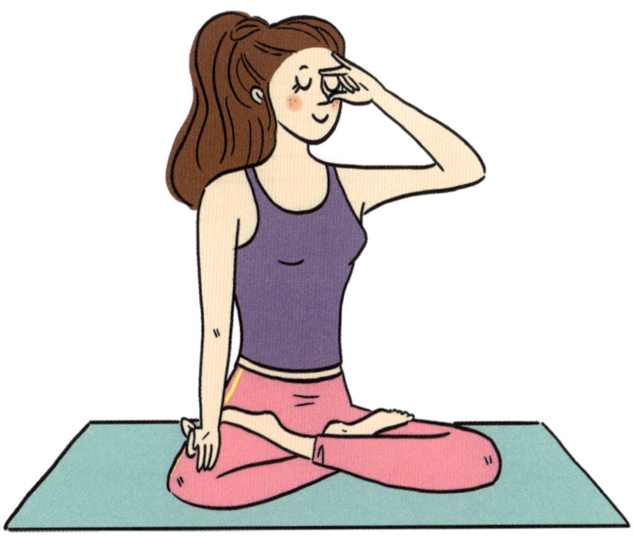

Vous pouvez pratiquer cette respiration alternée dans toutes les conditions et dans tous les lieux : avant une réunion ou un examen, dans les transports en commun, dans le lit quand vous ne trouvez pas le sommeil...

POSTURE DU DEMI-PONT (SETU BANDHASANA)

Objectif de cette posture : ouvrir le sternum et la poitrine, dégager les voies respiratoires, libérer les tensions cervicales et les épaules, lutter contre la posture d'enroulement qui diminue la capacité respiratoire

1. Allongez-vous sur le dos, jambes pliées et pieds au sol écartés de la largeur du bassin et bras le long du corps.
2. En inspirant soulevez votre bassin en poussant les pieds dans le sol et les genoux vers l'avant. Vos fessiers ne sont pas verrouillés.
   Crochetez les doigts dans le dos et poussez les mains, les coudes et les épaules dans le sol pour vous aider à ouvrir la cage thoracique.
   Dégagez le sternum et les clavicules pour ouvrir votre cage thoracique.
3. Maintenez la posture 30 secondes à 1 minute.
4. Reposez doucement les fesses et libérez les bras le long du corps sur une expiration.

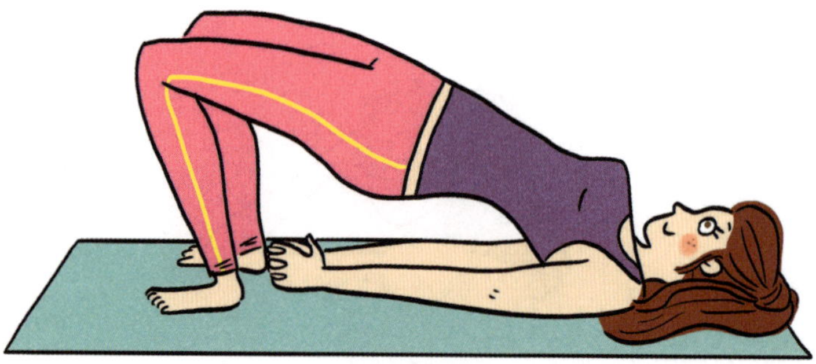

POSTURE DE LA DÉESSE DU SOMMEIL (SUPTA BADDHA KONASANA)

Objectif de cette posture : dégager et ouvrir les hanches et le bassin, détendre le ventre et le plexus solaire (centre des émotions), ouvrir les épaules, dégager la cage thoracique

1. Asseyez-vous sur vos ischions, les os des fesses, et ramenez les genoux vers vous puis laissez-les s'écarter de chaque côté afin de placer vos plantes de pied face à face.
2. Afin d'être au maximum dans le relâchement et la diminution du stress, allongez-vous progressivement sur le dos, les bras légèrement écartés du corps.
   Vous pouvez placer un gros coussin ou bolster sous le dos pour diminuer l'angle d'ouverture des hanches.
   Si vos hanches sont trop douloureuses, vous pouvez placer des briques ou des coussins sous vos genoux pour maintenir un étirement supportable au niveau des aines.
3. Maintenez la posture de 1 à 5 minutes en respirant profondément.
   Vous pouvez également fermer les yeux et vous concentrer sur votre respiration afin de vous détendre au maximum.
4. Sur l'expiration, redressez-vous et ramenez les genoux au milieu puis allongez les jambes.

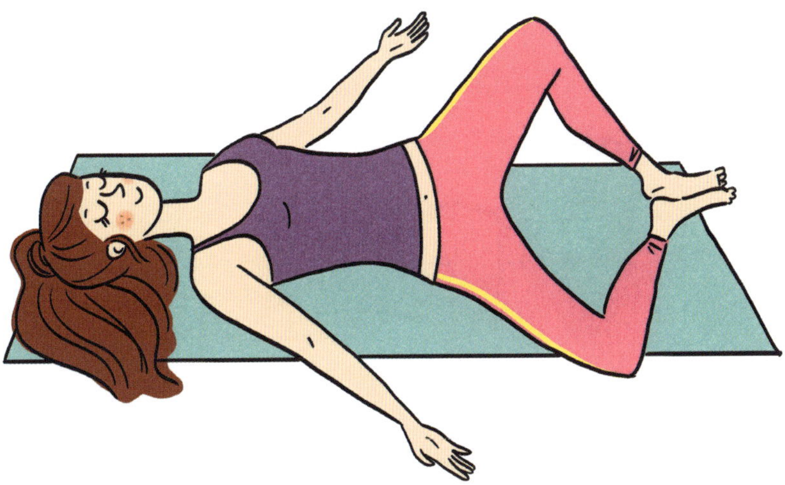

POSTURE DE LA TÊTE DE VACHE (GOMUKHASANA)

Objectif de cette posture : étirer les épaules, les hanches et les chevilles, ouvrir le cœur et la cage thoracique, apaiser les tensions cervicales et lombaires, diminuer le stress

1. Placez-vous à quatre pattes puis, à l'inspiration, croisez la jambe droite devant la jambe gauche en plaçant bien votre genou gauche dans le genou droit. Écartez vos pieds et, à l'expiration, venez vous asseoir entre vos deux pieds. Veillez à garder la colonne vertébrale étirée et le même poids sur vos deux fesses, bien au sol.
   Si vous n'arrivez pas à vous asseoir sur vos deux fesses ou si vos genoux sont douloureux, asseyez-vous sur une brique.
2. Levez le bras droit et dessinez un cercle vers l'arrière pour emmener la main droite dans le dos entre les omoplates, par le bas.
   Levez le bras gauche et descendez la main gauche derrière la tête pour attraper les doigts de la main droite.
   Si vous n'arrivez pas à attraper vos deux mains, prenez une sangle entre vos mains pour vous aider.
3. Maintenez la posture de 30 secondes à 1 minute.
4. À l'inspiration, décroisez les bras et, à l'expiration, repassez à quatre pattes puis décroisez les jambes. Si vous n'arrivez pas à passer à quatre pattes de la position tête de vache, levez le genou droit pour décroiser la jambe puis allongez vos deux jambes et repassez à quatre pattes.
5. Sur la prochaine inspiration, rentrez dans la posture de l'autre côté.

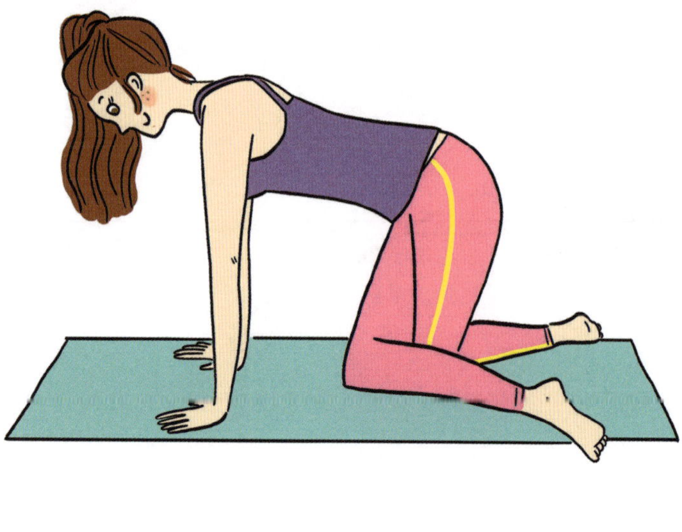

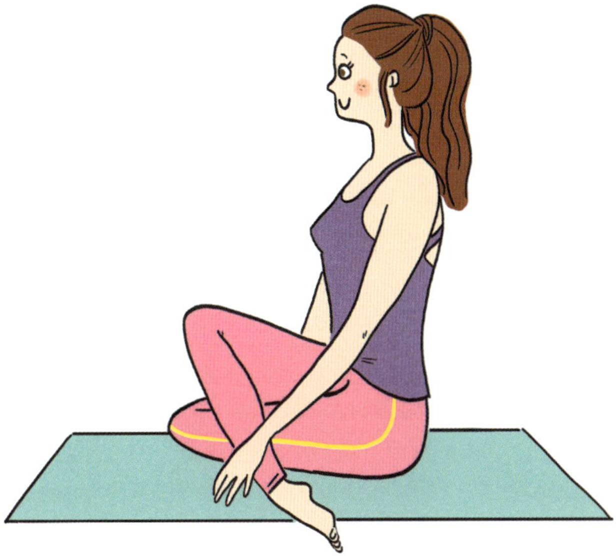

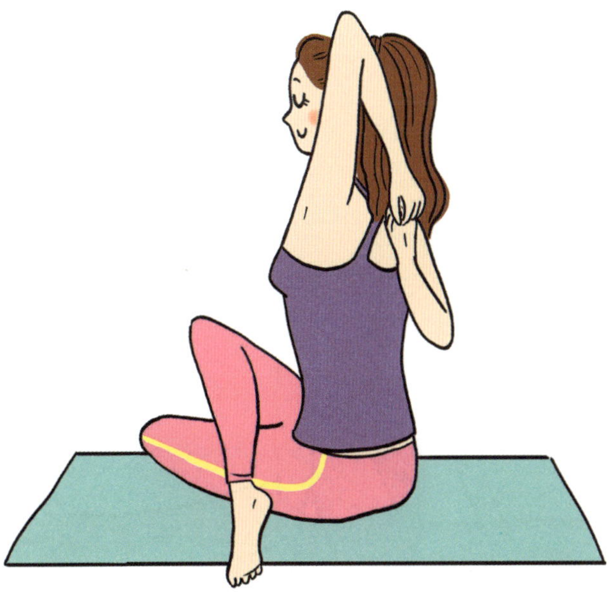

Dans cette posture, il est possible que vous ne ressentiez pas le même étirement ou la même facilité d'exécution des deux côtés. Cela est tout à fait normal car nous avons souvent un côté plus souple que l'autre et nous avons des facilités d'exécution d'un côté par rapport à l'autre. Acceptez cette différence et prenez le temps de progresser doucement sans forcer du côté plus délicat. Vous verrez qu'au bout d'un moment vous aurez autant de facilité des deux côtés. Si vous forcez trop vite, trop fort, vous risquez de vous faire mal au niveau des muscles et des articulations.

POSTURE EN TORSION ASSISE (MARICHYASANA)

Objectif de cette posture : libérer la cage thoracique, les tensions des épaules et de la colonne vertébrale, ouvrir la cage thoracique et masser le ventre pour soulager les tensions abdominales liées au stress

1. Assis sur vos ischions, le dos étiré, les épaules basses et la poitrine ouverte. Si vous n'arrivez pas à maintenir votre dos étiré au niveau des lombaires (bas du dos), placez-vous sur une couverture pliée.
   Ramenez le talon droit près de votre fesse droite en pliant le genou sur l'inspiration.
2. Prenez appui sur la main droite située en arrière de votre fesse droite et sur l'expiration, étirez le bras gauche vers le ciel et allez chercher le plus loin possible vers la droite en plaçant le genou droit à l'extérieur de l'épaule gauche.
3. Sur les expirations, essayez d'aller plus loin dans la torsion et regardez vers la droite et l'arrière. Maintenez la posture 30 secondes à 1 minute.
4. Sur une expiration, ramenez la tête vers l'avant et sur une inspiration, revenez doucement de face en allongeant la jambe droite.
5. Faites de même à gauche.

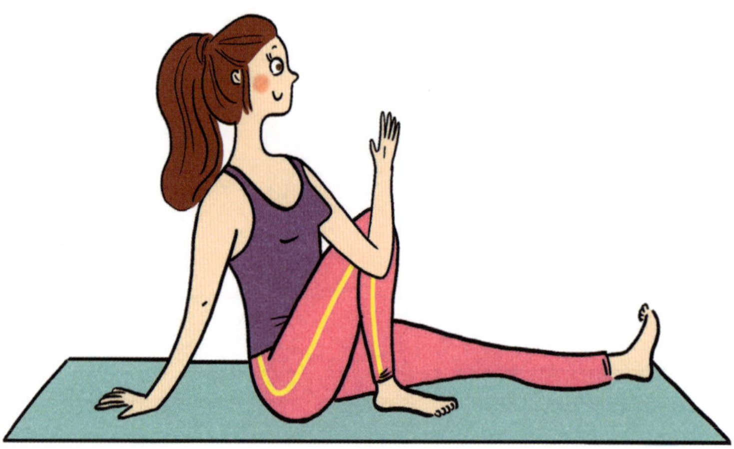

Veillez à ne pas enrouler votre bas du dos et à ne pas vous pencher en arrière. La main qui est en arrière est là pour vous aider à aller plus loin dans la torsion mais pas pour vous appuyer dessus afin de maintenir le dos droit.

POSTURE DE L'ENFANT (BALASANA)

Objectif de cette posture : se recentrer sur soi, apaiser le mental et la respiration, se couper de l'environnement extérieur et s'isoler

1. Asseyez-vous sur vos talons et laissez votre tête au sol en avant des genoux.
2. Placez les bras relâchés le long du corps.
3. Respirez en gardant vos bandhas engagés autant de temps que vous le souhaitez.

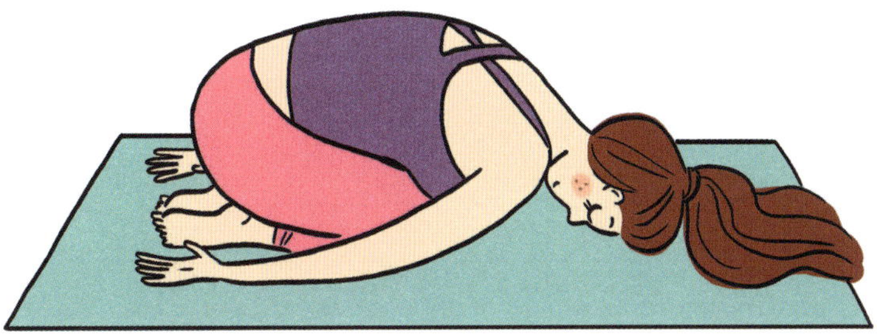

Cette posture doit être confortable et agréable. Si vos genoux sont douloureux, asseyez-vous sur une couverture ou un coussin en le plaçant derrière les genoux pour soulager la flexion de ceux-ci.

Prenez le temps de respirer en vous concentrant sur votre respiration afin de vous isoler de toutes perturbations extérieures.

POSTURE DE LA PRIÈRE (SAMASTHITI)

Objectif de cette posture : centrage, ancrage dans le sol, apaiser les tensions de l'ensemble du corps, dégager la cage thoracique et les voies respiratoires, ralentir le cœur, se placer dans le moment présent et dans son environnement extérieur sans contrainte

1. Debout, les gros orteils joints et les talons légèrement écartés afin d'avoir les bords extérieurs des pieds parallèles.
2. Étirez votre colonne vertébrale par le dessus de la tête en gardant le menton légèrement ramené vers le sternum.
3. Abaissez vos épaules et engagez vos omoplates vers le bas du dos.
   Contractez le devant des cuisses en remontant les rotules et en allongeant l'arrière de vos genoux.
   Repoussez le devant des cuisses vers l'arrière afin de garder le bassin dans l'alignement de vos chevilles
   Ouvrez le sternum et dégagez les clavicules sans laisser le bas de vos côtes se soulever vers l'avant
   Les bras sont toniques le long du corps, étirés vers le sol, paumes de main vers les cuisses. Progressivement, placez vos mains l'une contre l'autre en prière devant vous.
   Descendez les coudes vers le sol.
4. Respirez profondément et calmement en maintenant la posture entre 1 et 3 minutes.

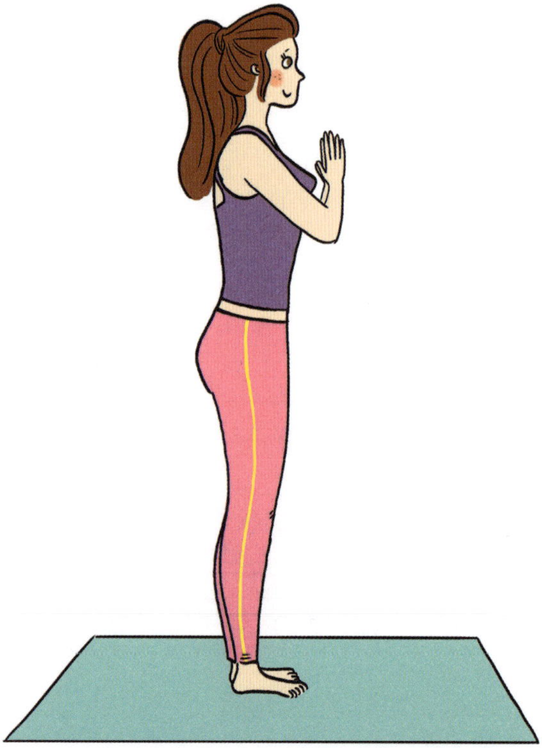

POSTURE DE L'ARBRE (VRKSASANA)

Objectif de cette posture : centrage et ancrage dans le sol, améliorer son équilibre, apaiser les tensions de l'ensemble du corps, dégager la cage thoracique et les voies respiratoires, ralentir le cœur, se placer dans le moment présent et dans son environnement extérieur sans contrainte

1. Debout, à l'inspiration, montez le genou droit vers votre poitrine.
2. Sur l'expiration, placez le talon du pied droit le plus près possible de votre pubis et la plante du pied sur la cuisse gauche.
3. Placez les mains en prière devant la poitrine et, à l'inspiration, allongez les bras vers le ciel. Regardez devant vous.
   Si vous avez des douleurs d'épaules ou que vous vous sentez trop instable les premiers temps, vous pouvez conserver les mains en prière devant la poitrine.
4. Maintenez la posture entre 30 secondes et 1 minute.
5. Sur l'inspiration, ramenez la jambe pliée dans l'axe.
6. Sur l'expiration, reposez le pied au sol et ramenez les bras le long du corps.
7. Répétez la posture avec la jambe gauche.

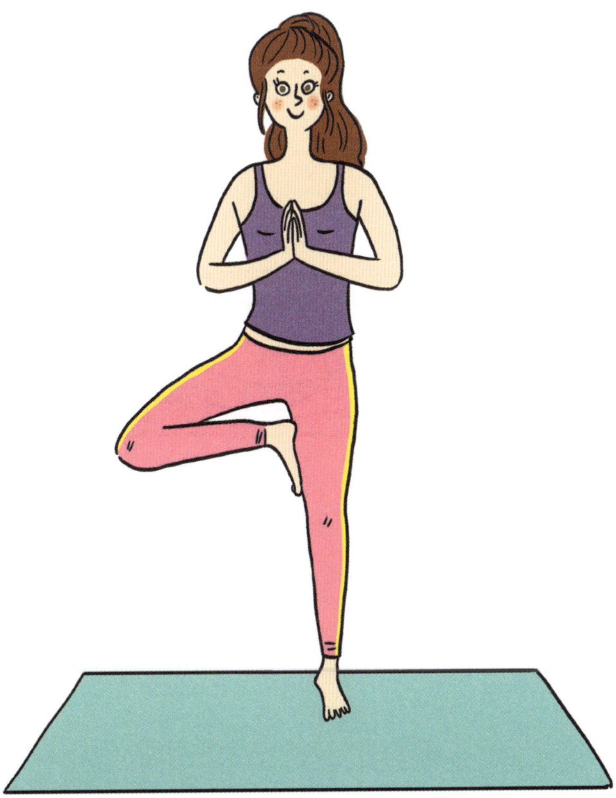

POSTURE DU CADAVRE (SAVASANA)

Objectif de cette posture : relaxation globale de l'ensemble du corps, sentir son corps entier dans le sol, se recentrer sur soi et sur son corps

1. Allongé sur le dos, pliez les jambes pieds au sol.
2. Inspirez et levez les fesses vers le plafond. À l'expiration, redescendez les fesses en les tirant vers les talons.
   Allongez une jambe après l'autre sur le sol.
3. Soulevez légèrement votre haut du dos et vos épaules et étirez-les vers la tête en les reposant, puis descendez-les vers le bas du dos.
   Faites tourner votre tête de droite à gauche en cherchant l'allongement maximal puis revenez au centre.
4. Bras le long du corps, respirez profondément sans contrainte sur autant de cycles respiratoires que nécessaire pour vous apporter la détente.
5. Pour sortir de cette posture, remuez doucement les orteils et les pieds puis les doigts et les mains. Étirez les bras en arrière et pliez les jambes l'une après l'autre en gardant les pieds au sol.
   Tournez complètement sur le côté droit et venez vous asseoir doucement en tailleur.

Essayez de bouger le moins possible une fois que vous êtes installé dans cette posture. Maintenez-la entre 5 à 10 minutes.

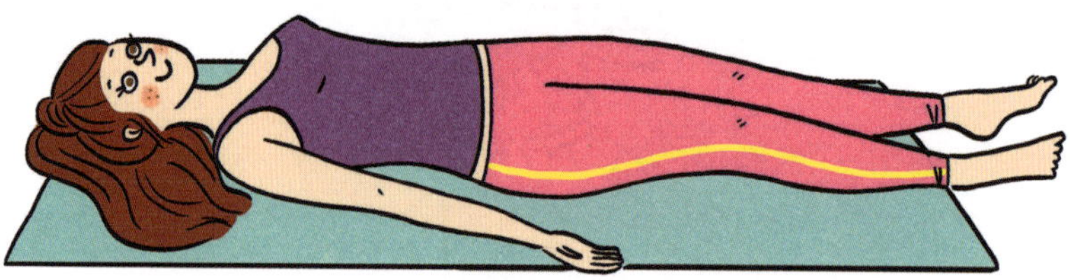

Je fais le bilan

- Les postures que j'ai préférées :

- Les difficultés que j'ai rencontrées :

- Les points à améliorer :

Partie 6

Le yoga spécial femmes enceintes

Enceinte, on pense souvent que l'on ne peut pas pratiquer beaucoup de sport. Or c'est tout l'inverse. Il faut préparer son corps au bouleversement qu'est la grossesse, se préparer à l'accouchement et à la future vie avec son bébé. Tout cela fait beaucoup de changements et de choses à gérer pour l'organisme. Mieux vous vous serez préparée physiquement et psychologiquement grâce au yoga, mieux vous vous sentirez à chaque moment de la grossesse et de la vie avec bébé.

Demandez l'avis de votre gynécologue pour savoir si vous n'avez pas de contre-indication particulière à la pratique du yoga.

Le yoga va permettre à la femme enceinte d'aider son corps à mieux vivre les changements physiques et émotionnels de la grossesse, à renforcer les muscles pour mieux supporter la prise de poids due au développement du bébé, à soulager les douleurs de grossesse, à préparer l'accouchement physiquement...

Les postures de yoga pour femmes enceintes ont pour objectif :

- De créer de l'espace pour le bébé ;
- D'aider à respirer ;
- De dégager la cage thoracique et libérer le diaphragme pour améliorer la respiration ;
- De soulager le ventre du poids du bébé ;
- De soulager les douleurs lombosciatiques ;
- De préparer le bassin à s'ouvrir pour laisser passer le bébé pour l'accouchement ;
- De renforcer les muscles pour aider à l'accouchement ;
- D'améliorer la circulation sanguine et lymphatique pour soulager les douleurs de jambes lourdes ;
- De diminuer les nausées.

Pratiquer une activité physique et sportive pendant la grossesse est primordial pour bien vivre sa grossesse. Le yoga est une activité que toute femme, même novice, peut pratiquer sans risque et avec plaisir pour son bien-être et celui du bébé.

SÉRIE 1 : PREMIER ET DÉBUT DE DEUXIÈME TRIMESTRE DE GROSSESSE

Très souvent, le premier trimestre n'est pas le moment où on privilégie le yoga ou le sport en général, car nous ne savons pas toujours si nous sommes enceinte dès le début et la fatigue, les nausées... peuvent être rapidement présentes et envahir nos journées.

Voici donc une série pour le premier et début du deuxième trimestre de grossesse.

Posture du chat

Objectif de cette posture : libérer et mobiliser le bassin et la colonne vertébrale, détendre l'ensemble du corps

1. Installez-vous à quatre pattes en plaçant les mains légèrement en avant des épaules et les genoux sous les hanches.
2. À l'inspiration, étirez la colonne vertébrale en creusant légèrement le dos. Regardez vers le ciel sans crisper votre front.
3. À l'expiration, enroulez-vous par le bassin vers le haut, en poussant les fesses vers l'arrière et en soulageant l'appui des mains sur le sol.
4. Recommencez sur plusieurs cycles respiratoires.

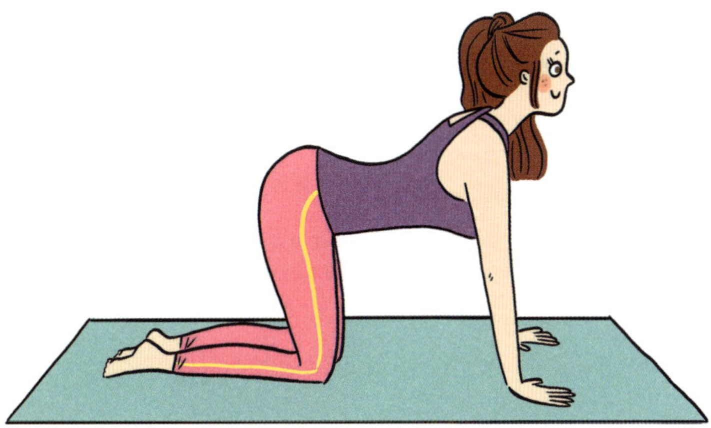

Posture du chien tête en bas (Adho mukha svanasana)

Objectif de cette posture : soulager le périnée et le ventre du poids du bébé, étirer l'arrière des jambes, libérer le bassin

1. Placez-vous à quatre pattes. Sur une inspiration, étirez votre dos et engagez le périnée et le ventre.
2. Sur l'expiration, poussez vos ischions (os des fesses) vers le plafond. Étirez au maximum votre dos en poussant les mains dans le sol tout en gardant les omoplates engagées vers le bas de votre dos. Allongez progressivement vos jambes en contractant le devant de vos cuisses et en étirant au maximum l'arrière de vos genoux. Regardez entre vos pieds. Descendez les talons dans le sol.
3. Maintenez la posture 30 secondes à 1 minute.

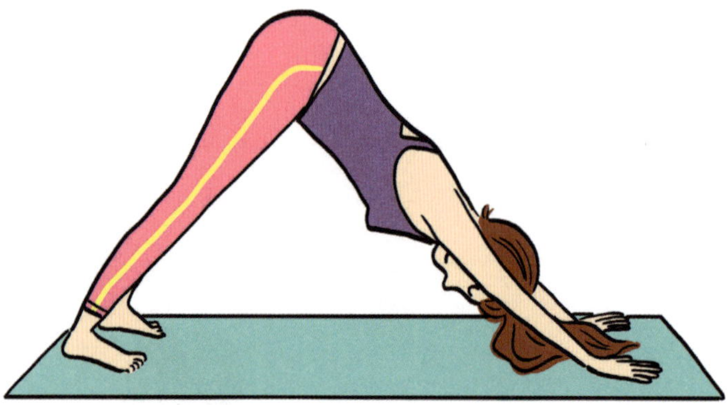

Veillez à conserver l'écartement des pieds de la largeur du bassin et les bords extérieurs de ceux-ci parallèles.

Si la posture est trop désagréable, placez-vous à quatre pattes et mettez-vous en appui sur vos coudes et vos avant-bras croisés devant vous. Relâchez la tête sur les avant-bras.

Posture de la fente basse (Anjaneyasana)

Objectif de cette posture : ouvrir les hanches, libérer le bassin

1. Placez le pied droit en avant, entre vos mains, et le pied gauche loin derrière, pieds écartés de la largeur du bassin.
   Laissez le bassin descendre vers le sol pour ouvrir le devant de la hanche droite.
2. Engagez le périnée et le ventre.
3. Sur l'inspiration, étirez votre dos et décollez votre ventre de votre cuisse droite. Levez les bras, mains jointes, vers le ciel et regardez en direction de vos mains.
4. Maintenez la posture 30 secondes à 1 minute en respirant tranquillement.
5. Sur l'expiration, redescendez les bras et le buste puis changez vos jambes pour rentrer dans la posture avec la jambe gauche en avant sur l'inspiration.

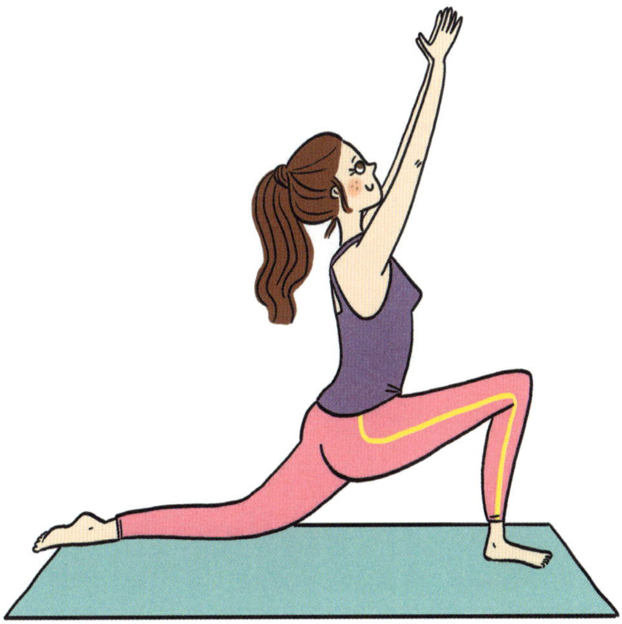

Veillez à garder le ventre bien engagé afin de ne pas creuser votre bas du dos. Conservez les fessiers relâchés pour ne pas verrouiller votre bassin.

Cherchez l'allongement de la colonne vertébrale, du sacrum au dessus de la tête, pour ne pas casser votre bas du dos ni votre nuque au risque de vous créer des tensions inutiles.

Flexion avant jambes ouvertes (Upavistha konasana)

Objectif de cette posture : étirer l'arrière des jambes, libérer le bassin

1. Assise sur vos ischions, jambes tendues, écartez-les pour former un angle d'environ 90°.
2. À l'inspiration, étirez la colonne vertébrale et levez les bras tendus au plafond.
3. À l'expiration, penchez-vous en avant pour venir poser vos mains au sol sans enrouler votre dos. Pour aller plus loin dans l'étirement, marchez progressivement avec vos mains vers l'avant.
4. Maintenez la posture de 1 à 3 minutes. Puis à l'inspiration, redressez-vous et resserrez les jambes à l'expiration.

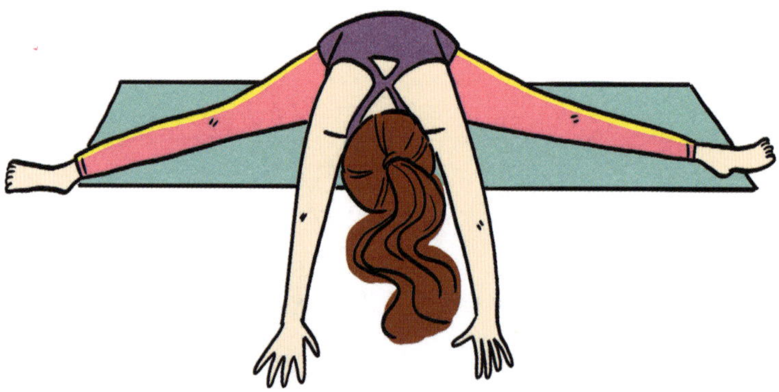

Cherchez l'allongement maximal de votre colonne vertébrale plutôt que de venir poser votre tête au sol.

Si vous n'arrivez pas à maintenir le dos étiré quand vous vous penchez en avant, placez vos mains derrière vous et poussez sur vos doigts pour vous aider à vous redresser. Progressivement, vous pourrez vous pencher en avant.

Veillez à garder vos omoplates engagées vers le bas du dos pour ne pas enrouler le haut du dos.

Posture de l'enfant (Balasana)

Objectif de cette posture : se recentrer sur soi et son bébé, calmer et apaiser le stress et les tensions générales

1. Asseyez-vous sur vos talons et laissez votre tête au sol en avant des genoux. Écartez les genoux en fonction de la place que prend votre ventre.
2. Placez les bras relâchés le long du corps.
3. Respirez en gardant vos bandhas engagés autant de temps que vous le souhaitez.

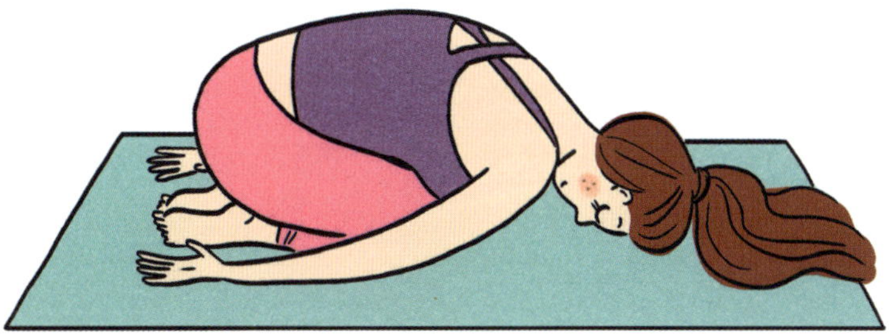

Posture du guerrier II (Virabhadrasana II)

Objectif de cette posture : renforcer les muscles de l'ensemble du corps, ouvrir les hanches et le bassin, dégager la cage thoracique et la respiration

1. Debout les pieds joints, écartez les pieds d'environ 1,20 m (ou plus selon la taille de vos jambes) sur l'inspiration. Ouvrez le pied droit et maintenez l'alignement du talon droit avec le milieu du pied gauche et écartez vos bras sur les côtés, paumes de main vers le sol.
2. Sur l'expiration, pliez le genou droit pour qu'il se place au-dessus du pied droit en gardant le tibia vertical. Ouvrez le genou droit vers l'extérieur.
3. Maintenez le bassin bien ouvert, les épaules au-dessus des hanches et regardez dans l'axe du majeur de la main droite. Ayez l'envie de presser l'air avec vos bras afin de tonifier les muscles de l'arrière de vos bras.
   Contractez vos cuisses pour maintenir l'angle d'ouverture au niveau des hanches.
4. Maintenez la posture 30 secondes à 1 minute. Sur une expiration, allongez votre jambe droite et pivotez vos pieds pour rentrer dans la posture à gauche. Maintenez cette fois le regard dans l'axe du majeur de la main gauche.
5. Pour sortir de la posture, allongez la jambe gauche et pivotez vos pieds. Sur une expiration, revenez pieds joints.

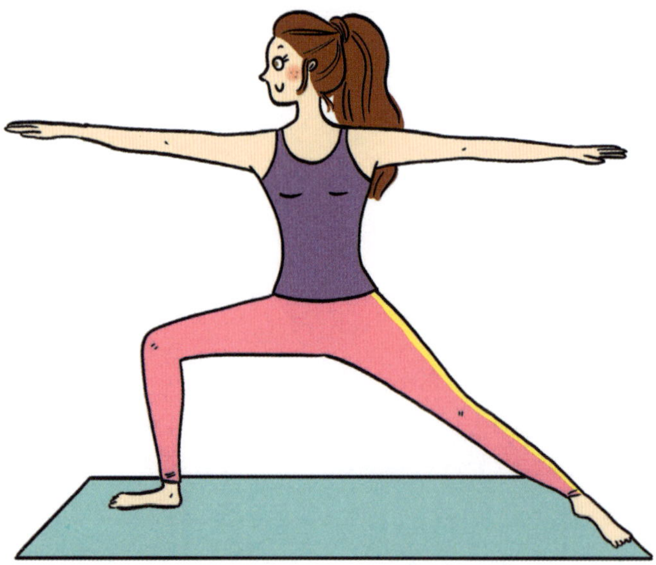

Veillez à garder vos bandhas bien engagés pour ne pas creuser le dos, étirez votre sacrum et votre coccyx vers le sol et abaissez bien épaules et omoplates vers le bas du dos.

SÉRIE 2 : FIN DU DEUXIÈME ET TROISIÈME TRIMESTRE DE GROSSESSE

Au deuxième trimestre, on voit de plus en plus que l'on est enceinte et les autres aussi. Le ventre prend de plus en plus de place, les douleurs peuvent augmenter progressivement et le stress aussi. Mais c'est également souvent le moment où les femmes aiment le plus être enceinte, car les nausées sont la plupart du temps un ancien souvenir, le ventre sort et les femmes sentent le bébé bouger pour les premières fois ! Moment magique pour la plupart des futures mamans.

Le deuxième trimestre va être le moment où l'on entretient ses muscles et ses articulations et où il faut prendre du temps pour soi et pour se reposer.

Le troisième trimestre est le moment où l'on prépare le corps à s'ouvrir pour accoucher et donc laisser bébé passer par le bassin. Les postures sont donc asymétriques afin de stimuler progressivement cette ouverture.

Posture de la déesse du sommeil (Supta baddha konasana)

Objectif de cette posture : dégager et ouvrir les hanches et le bassin, détendre le ventre et le plexus solaire (centre des émotions), ouvrir les épaules, dégager la cage thoracique, laisser de la place pour le bébé

1. Asseyez-vous sur vos ischions, les os des fesses, et ramenez les genoux vers vous puis laissez-les s'écarter de chaque côté afin de placer vos plantes de pied face à face.
2. Afin d'être au maximum dans le relâchement et la diminution du stress, allongez-vous progressivement sur le dos, les bras légèrement écartés du corps.
   Vous pouvez placer un gros coussin ou bolster sous le dos pour diminuer l'angle d'ouverture des hanches.
   Si vos hanches sont trop douloureuses, vous pouvez placer des briques ou des coussins sous vos genoux pour maintenir un étirement supportable au niveau des aines.
3. Maintenez la posture de 1 à 5 minutes en respirant profondément.
   Vous pouvez également fermer les yeux et vous concentrer sur votre propre respiration afin de vous détendre au maximum.
4. Sur l'expiration, redressez-vous et ramenez les genoux au milieu puis allongez les jambes.

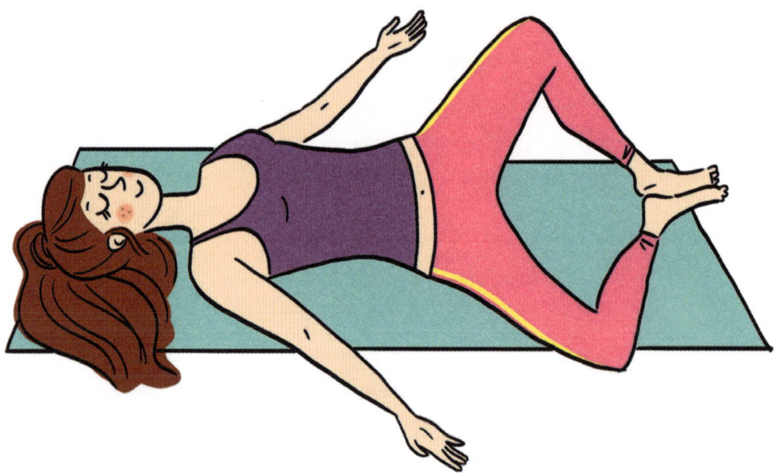

Durant le troisième trimestre de grossesse, vous pouvez placer vos mains en triangle sur votre ventre pour sentir votre bébé.

Posture de l'angle lié (Baddha konasana)

Objectif de cette posture : ouvrir les hanches, libérer de la place pour le bébé

1. Assise sur vos deux os des fesses, les ischions, ramenez les genoux vers vous puis laissez-les s'écarter de chaque côté afin de placer vos plantes de pied face à face.
   Étirez votre colonne vertébrale vers le haut.
2. Maintenez la posture de 1 à 5 minutes. Laissez les genoux descendre progressivement vers le sol sans forcer avec vos mains, mais plus en étirant le dos. Si vous êtes à l'aise vous pouvez vous pencher en avant avec les bras tendus devant vous, toujours en cherchant l'allongement de la colonne vertébrale.
3. Sur l'expiration, redressez-vous et ramenez les genoux au milieu puis allongez les jambes.

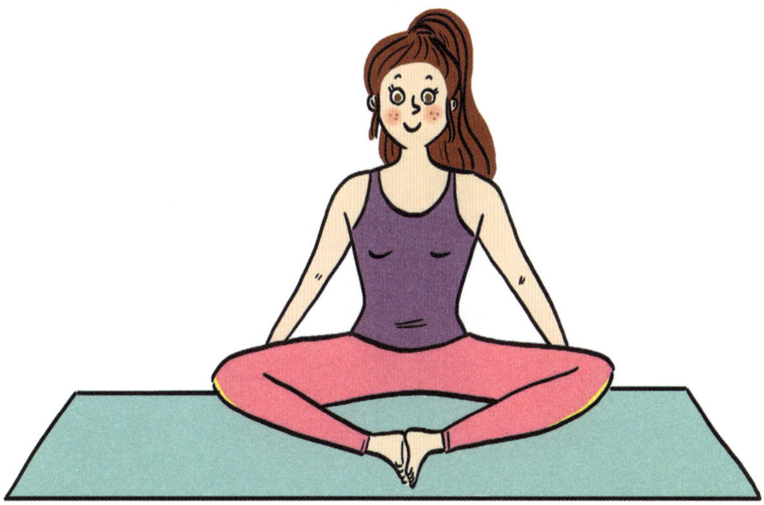

Quand on manque de souplesse dans le bas du dos, il est parfois difficile de se redresser au maximum. Dans ce cas, placez une brique ou un coussin sous vos fesses pour soulager le bas de votre dos.

Si vous avez de fortes douleurs aux genoux, ne réalisez pas cette posture de flexion maximale des genoux ou placez des coussins ou briques sous les genoux pour les soutenir.

Posture en torsion jambes pliées

Objectif de cette posture : soulager les douleurs lombaires, détendre les hanches et le ventre

Réalisez cette posture uniquement si votre ventre ne tire pas trop pour ne pas comprimer le bébé. Ne la pratiquez plus durant le troisième trimestre de grossesse, car le ventre sera trop gros.

1. Sur le dos, jambes pliées et pieds au sol, à l'inspiration, emmenez vos deux genoux vers la droite et la tête vers la gauche.
2. À l'expiration, ramenez les genoux au centre.
3. À l'inspiration suivante, emmenez les genoux vers la gauche et la tête vers la droite.
4. À l'expiration, ramenez les genoux au centre.

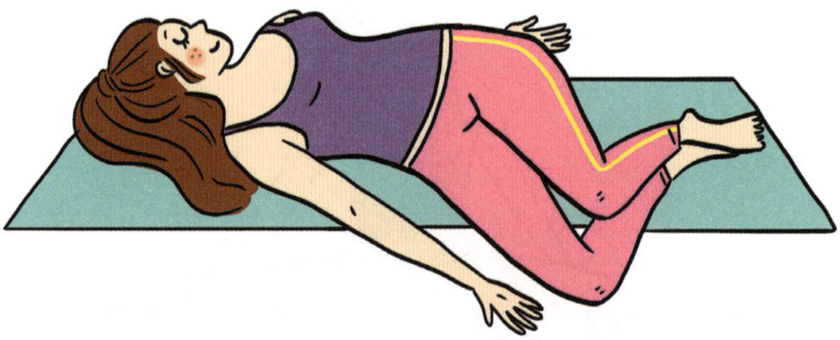

Vous pouvez répéter l'exercice jusqu'à 10 fois et sur la dernière, maintenez la posture en torsion pendant 1 minute.

Veillez à conserver les pieds au sol. Si vous ramenez les genoux vers la poitrine, vous allez enrouler le bas du dos.

Posture de l'angle ouvert jambes tendues

Objectif de cette posture : mobiliser la colonne vertébrale, soulager le bas du dos

Cette posture remplace celle du chat qui peut être inconfortable quand le ventre est trop important et tire vers le bas.

1. Assise sur vos os des fesses, allongez et écartez les jambes à 90°.
   Étirez bien les jambes dans le sol en repoussant l'arrière des genoux dans le sol.
2. Ouvrez les bras sur les côtés, mains à hauteur des épaules et paumes de main vers le haut.
3. Sur une inspiration, étirez votre colonne en creusant légèrement le dos, en ouvrant la poitrine et en regardant vers le haut.
   Relâchez votre front pour ne pas mettre de tensions inutiles.
4. Sur une expiration, enroulez-vous par le bassin et le dos vers l'arrière tout en cherchant à vous étirer.
5. Recommencez sur 5 à 10 cycles respiratoires complets.

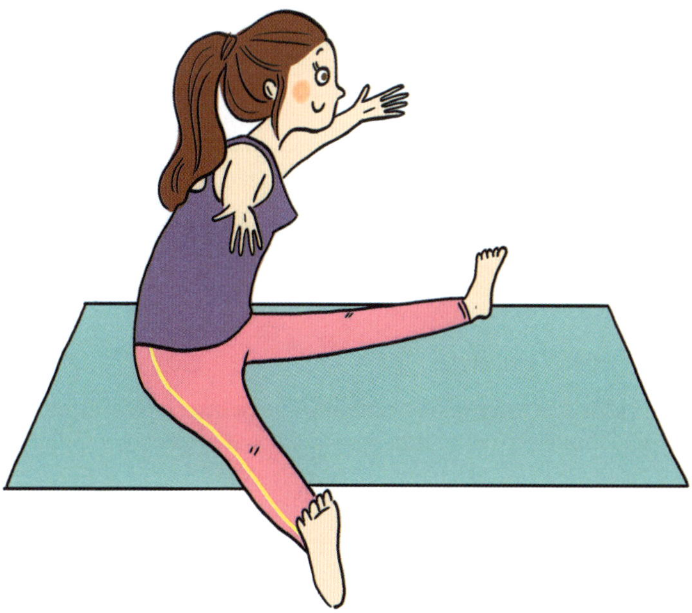

Posture du chien tête en bas (Adho mukha svanasana)

Objectif de cette posture : soulager le périnée et le ventre du poids du bébé, étirer l'arrière des jambes, libérer le bassin

1. Placez-vous à quatre pattes. Sur une inspiration, étirez votre dos et engagez le périnée et le ventre.
2. Sur l'expiration, poussez vos ischions (os des fesses) vers le plafond. Étirez au maximum votre dos en poussant les mains dans le sol tout en gardant les omoplates engagées vers le bas de votre dos. Allongez progressivement vos jambes en contractant le devant de vos cuisses et en étirant au maximum l'arrière de vos genoux. Regardez entre vos pieds. Descendez les talons dans le sol.
3. Maintenez la posture 30 secondes à 1 minute.

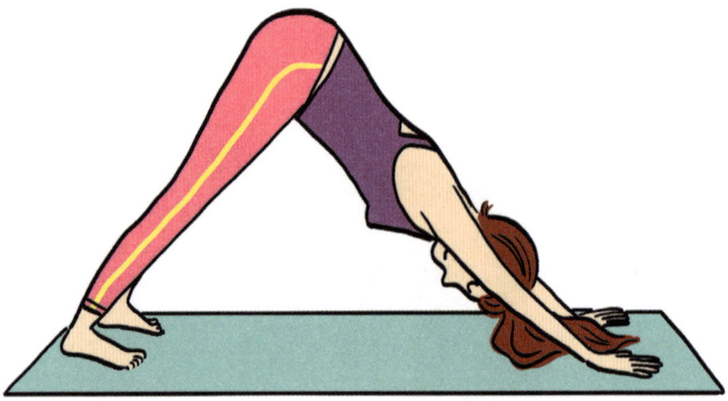

Veillez à conserver l'écartement des pieds de la largeur du bassin et les bords extérieurs de ceux-ci parallèles.

Si la posture est trop désagréable, placez-vous à quatre pattes et mettez-vous en appui sur vos coudes et vos avant-bras croisés devant vous. Relâchez la tête sur les avant-bras.

Posture du guerrier I (Virabhadrasana I)

Objectif de cette posture : renforcer les muscles des membres inférieurs, ouvrir le bassin et les hanches

1. À partir de la posture de la prière (Samasthiti), écartez les pieds d'environ 1 mètre (ou plus selon la taille de vos jambes) sur l'inspiration. Ouvrez le pied droit et maintenez l'alignement du talon droit avec le talon gauche. Placez votre bassin de face.
2. Sur l'expiration, pliez le genou droit pour qu'il se place au-dessus du pied droit en gardant le tibia vertical.
3. Levez les bras vers le ciel en pressant les paumes de main l'une contre l'autre et regardez vos mains.
4. Maintenez la posture 30 secondes à 1 minute.
5. Sur une inspiration, tendez votre jambe droite et faites demi-tour pour vous placer dans la posture à gauche sur une expiration. Maintenez si vous le pouvez le regard sur les mains.
6. Pour sortir de la posture, tendez la jambe gauche et par la force des pieds dans le sol revenez sur le côté pour ensuite revenir en Samasthiti.

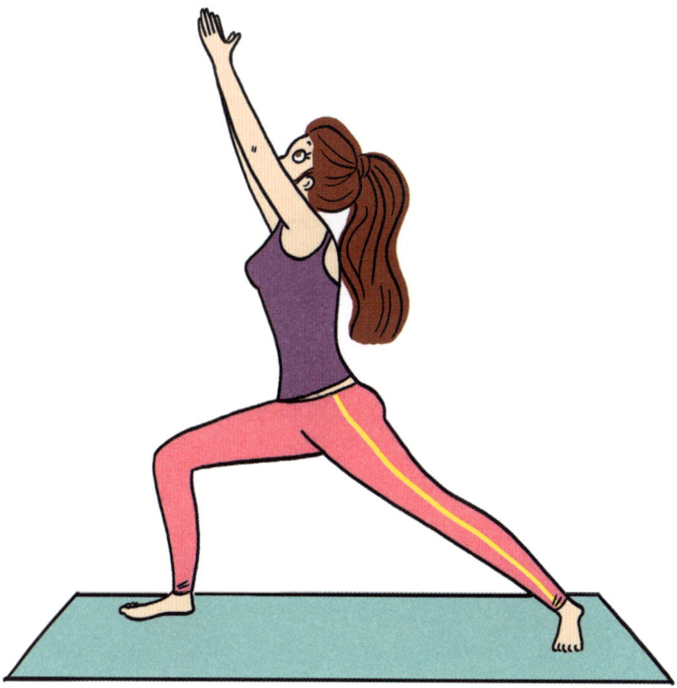

Veillez à garder le bassin bien de face et vos bandhas engagés pour ne pas cambrer dans le dos et ne pas casser la nuque.

Posture du demi-pont (Setu bandhasana)

Objectif de cette posture : ouvrir le sternum et la poitrine, dégager les voies respiratoires, libérer les tensions cervicales et des épaules, lutter contre la posture d'enroulement qui diminue la capacité respiratoire

1. Allongez-vous sur le dos, jambes pliées et pieds au sol écartés de la largeur du bassin et bras le long du corps.
2. En inspirant, soulevez votre bassin en poussant les pieds dans le sol et les genoux vers l'avant. Vos fessiers ne sont pas verrouillés.
   Crochetez les doigts dans le dos et poussez les mains, les coudes et les épaules dans le sol pour vous aider à ouvrir la cage thoracique.
   Dégagez le sternum et les clavicules pour ouvrir votre cage thoracique.
3. Maintenez la posture 30 secondes à 1 minute.
4. Reposez doucement les fesses et libérez les bras le long du corps sur une expiration.

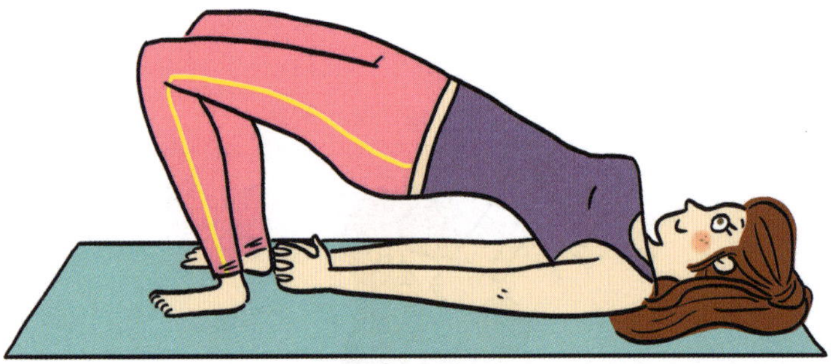

Posture de la tête de vache (Gomukhasana)

Objectif de cette posture : ouvrir les hanches, étirer les fessiers, soulager la douleur de la sciatique de la femme enceinte, dégager la respiration, diminuer le stress, aider à l'ouverture du bassin pour préparer l'accouchement

1. Placez-vous à quatre pattes puis, à l'inspiration, croisez la jambe droite devant la jambe gauche en plaçant bien votre genou gauche dans le genou droit. Écartez vos pieds et à l'expiration venez vous asseoir entre vos deux pieds. Veillez à garder la colonne vertébrale étirée et le même poids sur vos deux fesses, bien au sol.
2. Placez votre main gauche entre les omoplates en passant par le dessus de la tête à l'inspiration puis passez la main droite dans le dos pour attraper la main gauche à l'expiration. Si vous n'arrivez pas à attraper vos deux mains, prenez une sangle entre vos mains pour vous aider.
3. Maintenez la posture de 30 secondes à 1 minute.
4. À l'expiration, décroisez les bras et, à l'inspiration, repassez à quatre pattes puis décroisez les jambes à l'expiration. Si vous n'arrivez pas à passer à quatre pattes de la posture de la tête de vache à cause de votre ventre, levez le genou droit pour décroiser la jambe puis allongez vos jambes et repassez à quatre pattes.
5. Sur la prochaine inspiration, rentrez dans la posture de l'autre côté.

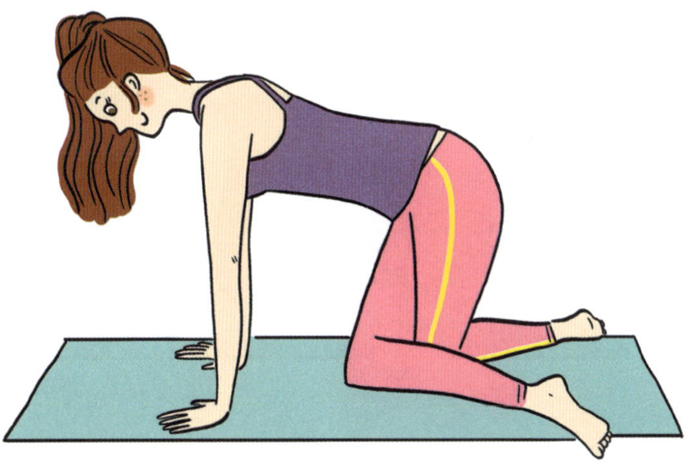

→

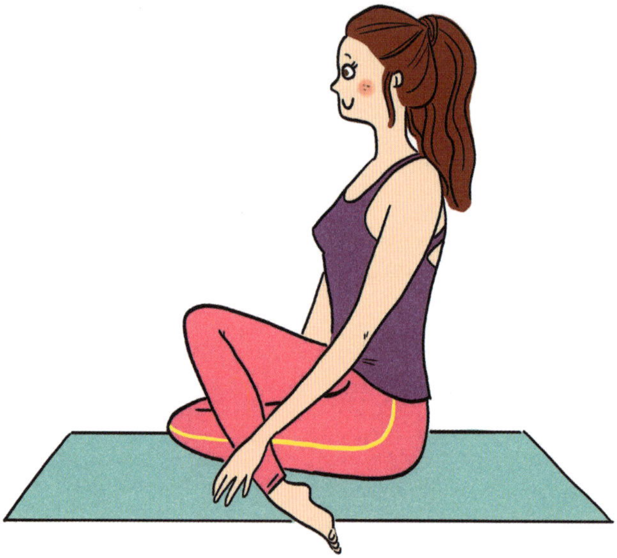

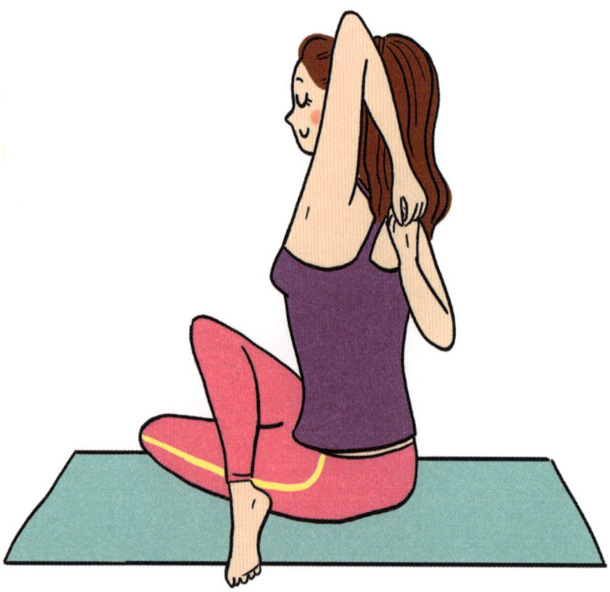

Vous pouvez aussi rester dans la posture uniquement pour les jambes en ayant les bras relâchés et les mains sur vos pieds ou sur le sol. Pressez les mains dans le sol pour vous aider à vous redresser.

Posture de l'arbre (Vrksasana)

Objectif de cette posture : centrage et ancrage dans le sol, améliorer son équilibre, apaiser les tensions de l'ensemble du corps, dégager la cage thoracique et les voies respiratoires, ralentir le cœur, se placer dans le moment présent et dans son environnement extérieur sans contrainte, ressentir le bébé et lui laisser la place dans son corps

1. Debout, à l'inspiration, montez le genou droit vers votre poitrine.
2. Sur l'expiration, placez le talon du pied droit le plus près possible de votre pubis et la plante du pied sur la cuisse gauche.
3. Placez les mains en prière devant la poitrine et, à l'inspiration, allongez les bras vers le ciel. Regardez devant vous.
   Si vous avez des douleurs d'épaules ou que vous vous sentez trop instable les premiers temps, vous pouvez conserver les mains en prière devant la poitrine.
4. Maintenez la posture entre 30 secondes et 1 minute.
5. Sur l'inspiration, ramenez la jambe pliée dans l'axe.
6. Sur l'expiration, reposez le pied au sol et ramenez les bras le long du corps.
7. Répétez la posture avec la jambe gauche.

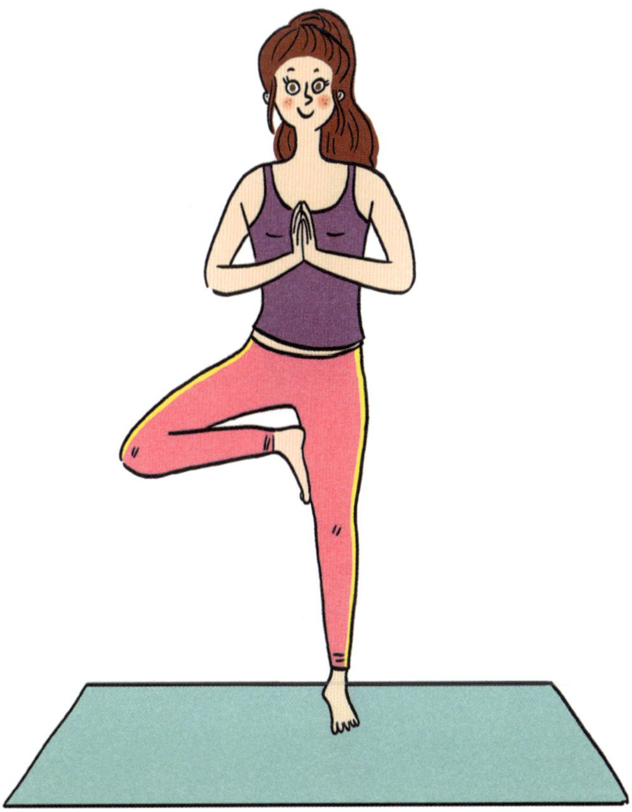

Posture de l'enfant (Balasana) genoux écartés

Objectif de cette posture : se recentrer sur soi et son bébé, calmer et apaiser le stress et les tensions générales

1. Asseyez-vous sur vos talons et laissez votre tête au sol en avant des genoux. Écartez les genoux en fonction de la place que prend votre ventre.
2. Placez les bras relâchés le long du corps.
3. Respirez en gardant vos bandhas engagés autant de temps que vous le souhaitez.

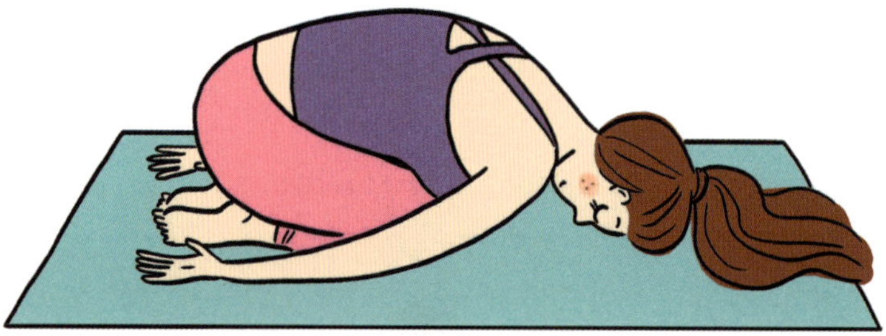

Je fais le bilan

- Les postures que j'ai préférées :

- Les difficultés que j'ai rencontrées :

- Les points à améliorer :

Partie 7

La partie des Dix

LA SALUTATION AU SOLEIL EN 10 POINTS

Ma première salutation au soleil (Suryanamaskar)

La salutation au soleil est un enchaînement de postures. Celle que je vous propose ici n'est pas LA salutation au soleil mais UNE salutation au soleil, car il en existe plusieurs, toutes valides !

C'est un bon exercice de mise en route générale pour le matin. Elle est à répéter plusieurs fois afin de réveiller vos muscles et votre organisme. La salutation au soleil a une action globale et complète.

Ce que cette posture vous apporte :

- Renforcement et assouplissement des muscles ;
- Massage des viscères grâce aux ouvertures et fermetures de votre abdomen ;
- Amélioration de la circulation sanguine par les mouvements de contraction et étirement alternés des muscles du corps ;
- Ventilation des poumons ;
- Oxygéneration du sang et de l'organisme ;
- Augmentation de l'activité cardiaque et donc de la vascularisation sanguine ;
- Aisance aux postures de yoga mais aussi préparation à tous les sports...

Pour la pratiquer, vous n'avez pas besoin de matériel particulier, juste éventuellement un tapis de yoga. Vous pouvez la pratiquer tout au long de l'année, en intérieur comme en extérieur, seul ou à plusieurs et de 3 à 10 minutes par jour selon le nombre de répétitions que vous réalisez. Les femmes ne pratiqueront pas la salutation au soleil pendant leurs trois premiers jours de règles. Les femmes enceintes pourront pratiquer jusqu'au début du cinquième mois de grossesse sur avis de leur médecin.

Idéalement, une salutation au soleil se pratique le matin, à l'aube, mais vous pouvez aussi la pratiquer en fin de journée afin de vous détendre, corps et esprit, après une longue journée de travail.

Elle annoncera aussi toute pratique de yoga. On commence toujours une séance de yoga par quelques salutations au soleil. Ces dernières permettront de libérer et d'assouplir votre corps pour les postures à venir et de centrer votre esprit sur vous et votre organisme en synchronisant votre respiration sur ces différentes postures.

L'enchaînement

1. Placez-vous en posture de la montagne. Sur une inspiration, montez les mains, bras tendus vers le ciel, paumes de main vers l'avant.
   Sur l'apnée inspiratoire, penchez-vous légèrement en arrière.
2. À l'expiration, penchez-vous en avant en étirant votre dos pour placer les mains au sol de chaque côté des pieds. Si vous n'arrivez pas à mettre les mains au sol, pliez les genoux ou placez vos mains sur des briques.
3. À l'inspiration, emmenez le pied droit en arrière.
   Sur l'apnée inspiratoire, étirez votre colonne vertébrale vers le haut et l'arrière pour ouvrir la hanche droite.
4. Sur l'expiration, reculez le pied gauche et placez-vous en chien tête en bas.
5. À l'inspiration, ramenez le pied droit entre les mains.
   Sur l'apnée inspiratoire, étirez votre colonne vers le haut et l'arrière pour ouvrir le devant de la hanche gauche.
6. À l'expiration, ramenez le pied gauche à côté du pied droit.
7. Redressez-vous sur une inspiration en cherchant à allonger votre dos au maximum, mains vers le ciel.
8. Penchez-vous en arrière sur l'apnée inspiratoire.
9. Revenez en posture de la montagne sur une expiration.
10. Recommencez avec le pied gauche en arrière en premier puis le pied droit et ramenez le pied droit en premier puis le pied gauche.

Veillez à garder vos bandhas engagés du début à la fin de la salutation au soleil.

Gardez un rythme uniforme et fluide tout au long des enchaînements dès que vous le pouvez afin de réguler votre salutation et ses effets bénéfiques.

Si cet enchaînement est trop compliqué pour vous les premiers temps, pensez à vous entraîner sur les postures séparément. Vous les enchaînerez quand vous vous sentirez plus à l'aise.

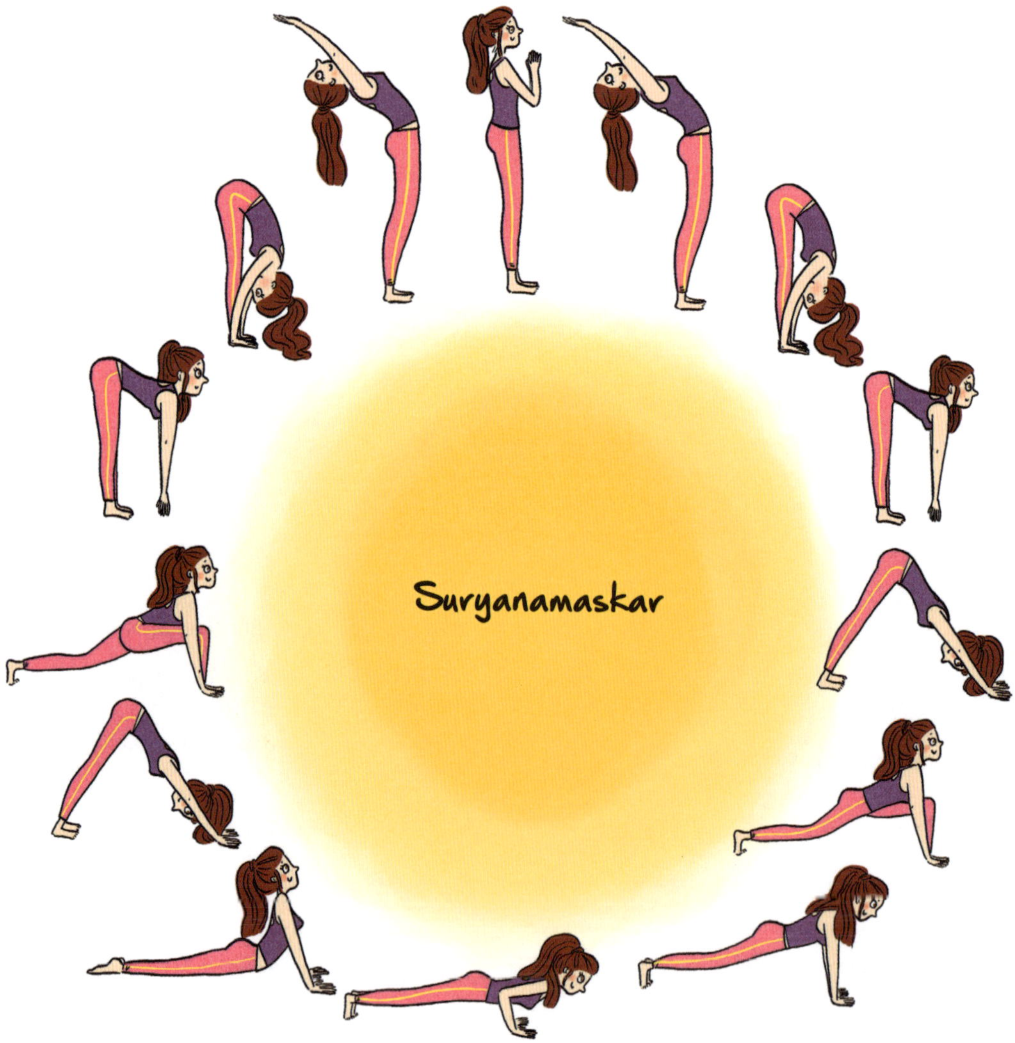
Suryanamaskar

10 BONNES RAISONS DE SE METTRE AU YOGA

1. **Le yoga améliore la posture globale, le maintien général du corps.** Toutes les postures de yoga font travailler le dos et les abdominaux ensemble en cherchant toujours l'allongement de la colonne vertébrale. C'est ce qui permet d'avoir une meilleure posture debout.
   On apprend également à s'asseoir correctement sur ses ischions, les os des fesses, en se grandissant. C'est en repensant au positionnement de ces postures assises au travail et d'une manière générale quand vous êtes assis à votre bureau, lors d'un repas... que vous allez améliorer votre posture.

2. **Le yoga est une activité complète.** La pratique régulière du yoga renforce la musculature globale du corps, améliore la souplesse musculaire et articulaire et libère les tensions musculaires par le bon positionnement du corps dans toutes les postures.

3. **En travaillant les postures debout en fente et les postures sur une jambe, on améliore l'équilibre général du corps.** C'est un point très important pour prévenir les risques de chute en vieillissant. Or c'est en commençant très tôt que l'on évite les chutes.

4. **Le corps possède des mécanismes d'autorégulation** qui permettent au corps de s'adapter aux changements provoqués par l'environnement extérieur et par ce que l'on apporte à son corps par l'alimentation ainsi que par le stress par exemple.
   En travaillant sa respiration, en l'allongeant sur les inspirations et les expirations, on permet à celles-ci de se calmer. En diminuant son ryhtme respiratoire, on va ralentir le fonctionnement global du corps et donc permettre à ces mécanismes de régulation de faire leur travail tranquillement.
   Nous apportons ainsi calme, sérénité, détente, diminution du stress, libération des tensions nerveuses.

5. **Le yoga permet d'avoir une meilleure conscience de son corps**, qui permet l'éveil de son corps. On se sent plus présent en soi et plus fort de l'intérieur.

6. **Le yoga harmonise le corps en rééquilibrant les énergies.** Par la respiration et les différentes postures de torsions, de flexions avant et arrière, on améliore la circulation globale de son corps et donc l'énergie qui circule à l'intérieur de notre corps. Cela aide à maintenir ou retrouver une bonne santé.

7. **C'est une activité facile d'accès car elle ne nécessite pas de matériel particulier.** Si on n'a pas de tapis, on peut pratiquer au sol !

8. **Le yoga met en forme et donne ou redonne de l'énergie.** L'amélioration de la respiration, l'équilibration des temps inspiratoire et expiratoire permettent de redonner de l'énergie en profondeur dans notre corps.

9. **Le yoga permet de prendre du temps pour soi et de se recentrer sur soi**. En étant plus fort de l'intérieur et plus sûr de soi, car on se connaît mieux, on augmente ses capacités de développement personnel et professionnel.

10. **Le yoga permet d'être plus conscient de son esprit et des autres.** Il permet également d'améliorer ses relations sociales en étant plus ouvert et plus compréhensif. Être compréhensif sur le fait que l'on ne peut pas faire toutes les postures dès le début, que le temps permet d'améliorer ses capacités, qu'un jour est différent de l'autre dans les douleurs et dans les possibilités... Tout cela nous permet de nous rendre compte que chacun a des aptitudes différentes. Mais en laissant aux personnes de notre entourage la possibilité et le temps de s'adapter, en les guidant si nécessaire, nous pouvons développer de meilleures relations avec elles.

10 POSTURES ESSENTIELLES

1. La posture du cadavre (Savasana) : pour se détendre.
2. La posture de l'enfant (Balasana) : pour se recentrer sur soi.
3. La posture du chien tête en bas (Adho mukha svanasana) : pour étirer la partie postérieure des jambes.
4. La posture du chien tête en haut (Urdhva mukha svanasana) : pour soulager les lombaires.
5. La posture de l'arbre (Vrksasana) : pour l'équilibre.
6. La posture de la flexion avant jambes écartées (Prasarita pdottanasana) : pour étirer l'arrière et l'intérieur des jambes – ou posture de la chaise (Utkatasana) : pour renforcer les cuisses.
7. La demi-posture de la planche ascendante (Purvottanasana) : pour soulager les épaules.
8. La posture du guerrier I (Virabhadrasana I) : pour ouvrir le bassin.
9. La posture du guerrier II (Virabhadrasana II) : pour ouvrir les hanches.
10. La posture en torsion assise (Marichyasana) : pour assouplir la taille.

Index des postures

T

Notes

Notes

Notes

Notes

Notes

Notes

Notes

Notes

Notes

Notes

Notes

Notes

Notes